Victoria Magali Sabando Mera
Karina L Molina S
Lizandro A Molina S

Responsabilidad Social de intervención en salud comunitaria

Victoria Magali Sabando Mera
Karina L Molina S
Lizandro A Molina S

Responsabilidad Social de intervención en salud comunitaria

Enfermería en Salud Comunitaria

Editorial Académica Española

Imprint

Any brand names and product names mentioned in this book are subject to trademark, brand or patent protection and are trademarks or registered trademarks of their respective holders. The use of brand names, product names, common names, trade names, product descriptions etc. even without a particular marking in this work is in no way to be construed to mean that such names may be regarded as unrestricted in respect of trademark and brand protection legislation and could thus be used by anyone.

Cover image: www.ingimage.com

Publisher:
Editorial Académica Española
is a trademark of
International Book Market Service Ltd., member of OmniScriptum Publishing Group
17 Meldrum Street, Beau Bassin 71504, Mauritius

Printed at: see last page
ISBN: 978-620-2-25468-7

Copyright © Victoria Magali Sabando Mera, Karina L Molina S, Lizandro A Molina S
Copyright © 2018 International Book Market Service Ltd., member of OmniScriptum Publishing Group
All rights reserved. Beau Bassin 2018

PRÁCTICAS INVESTIGATIVAS Y DE VINCULACIÓN: LA RESPONSABILIDAD SOCIAL CON ORGANIZACIONES DE SALUD COMUNITARIA

Magali Sabando Mera
Karina Molina Sabando
Lizandro Molina Sabando

INTRODUCCIÓN

Es de relevada importancia el fomento y clarificación de la responsabilidad social de los estudiantes universitarios desde los primeros años, en tareas científicas de atención primaria en salud con énfasis en acciones de fomento y prevención con organizaciones comunitaria con enfoque de salud familiar, integral e intercultural en el hogar, establecimientos educativos del nivel básico, medio y superior. Acciones que se fomentan y clarifican durante el proceso formativo de una práctica pre profesional de salud pública con proyectos continuos e integradores de saberes y aprenderes de investigación-acción como eje trasversal. Desde diversos lugares se habla de la relevancia de este tema, las implicaciones y consecuencias que se pueden presentar si no se da la debida atención e interés por parte de los involucrados, especialmente en los servicios de salud de atención primaria con enfoque de género, respeto a la interculturalidad y derechos de participación ética y ciudadana.

La investigación en salud pública o comunitaria ha sido considerada en enfermería como eje transversal y horizontal con una práctica integradora de saberes formativos que integran asignaturas de Investigación, Estadística, Enfermería básica, clínica y de avanzada con aplicación del método científico, clínico y epidemiológico en el adulto, adulto mayor, niños/as, en componentes de salud ambiental, seguridad alimentaria en niños/as en escolares, salud sexual y reproductiva, prevención de enfermedades de transmisión sexual, drogas, violencia en jóvenes, adolescentes y en las familias. Lo cual contribuye al mejoramiento de la calidad de vida de los grupos etáreo para que reciban atención humana con la aplicación del modelo de atención integral de salud, fomento del autocuidado y corresponsabilidad en la atención las personas, familias y su entorno ecológico y comunitario.

Este modelo rompe el abordaje tradicional y vertical de los programas en la atención primaria dirigida al logro de resultados de impacto social y al fortalecimiento de los resultados institucionales, lo que permite la eficiencia y efectividad programática participativa al dirigir esfuerzos conjuntos para la solución integral de los problemas de salud de las familias, y que con el apoyo colaborativo del equipo inter-multidisciplinario de los servicios se extienden a grupos organizados de apoyos comunitarias y grupos etáreo de mayor riesgos.

El Modelo de Atención Integral de Salud Familiar Comunitaria e Intercultural (MAIS-FCI) responde a las necesidades locales, tomando en consideración: el perfil epidemiológico, la situación diferenciada de hombres y mujeres, con enfoque de riesgo de la realidad local, distrital y zonal. esto define la atención integral de la población: como la dirección de esfuerzos de acciones sistemáticas y coordinadas desde la perspectiva de reconocer el enfoque integral, imponiéndose el abordaje de su problemática con aplicación del enfoque de interculturalidad generacional y de derechos, que persiga la reducción o eliminación de los factores que incrementan el riesgo de enfermar y morir. (2012, MSP Manual del modelo de atención integral).

Los estudiantes realizan en la primera fase un diagnóstico participativo con los equipos de atención integral de la salud (EAIS) en las familias de los barrios o comunidades seleccionados y luego analizan e intervienen con miembros del equipo de salud de acuerdo a competencias genéricas o específicas. Esta práctica integradora permitió al estudiante aplicar el Modelo de Atención Integral de Salud con enfoque familiar, comunitario e intercultural, que rige en los servicios de atención primaria de los Distritos de Salud de las ciudades de Manta, Montecristi y Jaramijó y en el Sistema Nacional de Salud en Ecuador, que para el presente estudio se han tomado como referencia.

Intervienen en la segunda y tercera fase, a través de acciones programadas con diseño de marco lógico y participación con los equipos inter-multidisciplinarios de los centros y organizaciones de atención primaria, haciendo énfasis en las acciones de promoción, fomento para el autocuidado, protección de su salud y entorno ambiental. Finalizan con la tercera fase los estudiantes del nivel de titulación quienes se responsabilizan del monitoreo, seguimiento, evaluación y sistematización de las experiencias de aplicación de información de línea de base en relación a logros alcanzados e impacto social de los involucrados en el proceso de cambio y transformación de los problemas.

Con metodologías y técnicas de observación participativa con equipos básicos de salud a través de los medios de acercamiento a las familias realizaron: visitas domiciliarias de promoción y seguimiento, entrevistas, talleres de sensibilización con grupos focales, estudios de personas sanas y enfermas, familia funcionales y disfuncionales, planes de cuidado, estudios de caso, estudios de familias, comunidades e instituciones educativas y de salud. Los estudiantes, por medio de estas experiencias, hacen de su aprendizaje una fuente potencial para su desarrollo clarificando en su práctica investigativa y de vinculación principios, valores y virtudes con organizaciones y grupos de apoyo para la adopción de un liderazgo positivo y transformador, multiplicando su quehacer en la práctica formativa pre profesional, integrando la investigación con una óptima vinculación al servicio y comunicación efectiva que demandan las personas y prioritarios en la comunidad.

Con estas prácticas investigativas y de vinculación integradas, los estudiantes demuestran actitudes y comportamientos de interrelaciones para convivencia armónica y de trabajos en equipo; y cuyos efectos son transformadores en niveles de desempeño en sus prácticas pre profesionales donde el dicente investigador en forma consensuada sabe qué hacer, cómo decidir con responsabilidad, solidaridad, empatía para en equipo auto-evaluar logros de aprendizajes comunes y transformadores de la realidad local.

Es una relación dialógica multiplicadora que mejora la calidad de los servicios con el vínculo de la universidad y sociedad de acuerdo a sus demandas, lo que facilita la integración dando un sentido real a un currículo equilibrado e integrador, basados en una planificación estratégica participativa y no rediseñada solo con criterios académicos, lo cual ha debilitado la integración de un trabajo organizado colaborativo y evaluado conjuntamente con los servicios de salud, sumándose la baja cultura y motivación investigativa por déficit de presupuesto y voluntad para una eficiente gestión administrativa-técnica de las funciones esenciales de la salud pública y funciones sustantivas de la universidad.

El desarrollo de la investigación - acción como herramienta metodológica con responsabilidad y participación social ayuda a formar profesionales reflexivos, críticos e investigadores, transformadores de situaciones problemáticas con acciones y rendición de cuentas consensuadas, oportunas y abiertas.

Esta metodología permitió que los estudiantes participen en el proceso investigativo de forma dinámica en todos los momentos de la investigación, formativa, desde los niveles de formación básica, pre profesional y de titulación, dando soluciones mediante trabajos de equipos a los problemas en el hogar, jornadas educativas con los equipos de los centros de salud, lo que permitió tener una práctica básica, aplicada con mayor tiempo para consecución de las metas y aprender a rendir cuentas mediante la elaboración de informes de avances de los proyectos, lo que ha contribuido de manera significativa al proceso enseñanza - aprendizaje con un servicio humanizado, basado en evidencias y problemas reales de su entorno local.

Estas características son los elementos claves para clarificar responsabilidad social en las prácticas de investigación formativa y pre profesional, para un sostenido y equilibrado desarrollo humanístico-científico, competitivo, óptimo desempeño personal y laboral con experiencias continuas formativas en: diseño, ejecución y evaluación de proyectos de investigación y vinculación del programa de salud pública con rotaciones homogéneas en los cinco proyectos de atención prioritaria en grupos etarios alineados a la agenda de los Distritos, Plan del Buen Vivir y diagnóstico comunitario .

En el inicio del siglo XXI hemos sido testigos de un despegue y desarrollo vertiginoso del voluntariado, acompañado de un aumento importante del número de organizaciones no gubernamentales y gubernamentales con los centros educativos que incluyen entre sus actividades extra-académicas algún tipo de acción de responsabilidad social: solidaridad, respeto a la dignidad de la persona y a los procesos democráticos para la satisfacción de sus necesidades básicas de las personas, familias haciendo énfasis en aspectos de salud, nutrición, riesgos socio-epidemiológicos y ambiental. Siendo de vital importancia las actividades de difusión, promoción e intervención en acciones de prevención, tratamiento y rehabilitación de las enfermedades prevalentes a través de trabajo continuo y sistemático en equipo multi e interdisciplinario para alcanzar una atención humanizada basadas en principios y tareas científicas en los proyectos para la atención integral del adulto mayor, prevención de enfermedades tropicales, transmisión sexual, embarazo en adolescentes, violencia familiar y drogas en centros educativos.

También en algunos planes de estudios universitarios encontramos asignaturas optativas relacionadas con esta práctica de voluntariado y de solidaridad. Según un estudio reciente, de Arias Careaga, S. y Simón Ruiz (2004), de las 70 universidades españolas, 62 (el 88 %) tienen en funcionamiento una o varias actividades que podríamos denominar "solidarias", realizadas por alguna entidad integrante de su organigrama y financiadas, sobre todo, por las propias universidades y por los gobiernos locales y autónomos. Álvarez (2007) afirma que "esas actividades abarcan todos los planos de la acción social, desde la cooperación al desarrollo, hasta la ayuda a discapacitados, pasando por el voluntariado para la concienciación (educativa, ambiental, sanitaria o social). Incluso en el campo de la docencia (introduciendo en los planes de estudio programas relativos a la solidaridad y a la cooperación) y en el de la investigación (aunque aquí en menor grado: sólo el 38.6 % de esas entidades, por ejemplo, llevan a cabo proyectos de investigación en este ámbito), las universidades españolas van tomando poco a poco conciencia de su quehacer y de su responsabilidad social".

Según un estudio de la Universidad Técnica Particular de Loja (Karina Valarezo, 2010) 26 de las 71 Universidades del Ecuador dentro de sus valores institucionales en su Misión hablan de algunas áreas relacionadas con Responsabilidad Social, con términos como: respeto al medio ambiente, liderazgo y emprendimiento, alta conciencia ciudadana, fortalecer el desarrollo científico y tecnológico, equidad, transparencia, dedicación académica, pertinencia social, respeto a los derechos humanos, concienciación en la protección del medio ambiente, responsabilidad social, servicio a la comunidad, entre otros; 44 Universidades cuando declaran su misión, hablan de forma directa e indirecta de Responsabilidad Social.

La responsabilidad social en la Facultad de Enfermería de la Universidad Laica Eloy Alfaro de Manabí se desarrolla con la práctica de extensión universitaria o desarrollo comunitario y acreditación de materias profesionales como es la Salud Pública, Pedagogía, Administración y práctica investigativa integrada de Enfermería; donde los extensionistas docentes y discentes en los centros de atención de salud comunitaria intervienen en organizaciones comunitarias, en base a problemas y necesidades de su entorno y de manera integral con trabajo en equipo de docentes y discentes de las facultades de Trabajo Social, Psicología, Cultura Física y Áreas de Salud incluyendo a las personas, funcionarios, usuarios que más los necesitan y su entorno ecológico.

La responsabilidad social universitaria tiene la capacidad de difundir y poner en práctica un conjunto de principios y valores generales y específicos y asumir su responsabilidad ante la propia comunidad universitaria y el país donde se desarrolla, es decir, es responsable de poner en práctica los principios generales de la vida universitaria y rendir cuentas ante la comunidad y universidad sobre el desarrollo de los procesos de gestión, docencia, investigación y extensión o vinculación intra y extra-universitaria.

El planteamiento que la Facultad de Enfermería viene realizando desde los inicios de su fundación en 1985, sigue siendo hoy en día, excepcional y novedoso. Es la primera facultad que tiene programa de Investigación en atención primaria de salud con énfasis en atención preventiva y comunitaria. A los estudiantes desde los primeros años se los capacita para la aplicación de una línea de base a través de una ficha de salud familiar y comunitaria, realizan un diseño para el autodiagnóstico de la situación de salud y luego intervienen con acciones de atención primaria con apoyo colaborativo de los servicios de salud. Mediante programas de vinculación en atención primaria realizan investigaciones relacionadas con la gestión administración, vigilancia epidemiológica, evaluación y monitoreo de enfermedades prevalentes con organizaciones comunitarias de grupos vulnerables de los centros de salud y maestros de planteles educativos bajo convenio del Departamento de vinculación con la colectividad de la Universidad y organizaciones gubernamentales y no gubernamentales.

El interés por investigar la Responsabilidad Social en la Facultad de Enfermería surge desde que los autores participan en labores de acción social con el Departamento de Desarrollo Comunitario de la Ilustre Municipalidad de la ciudad de Manta bajo el marco de convenios con UNICEF e intervenciones en equipos multidisciplinarios de estudiantes y docentes en programas como la Mejor Compra, Erradicación del Trabajo Infantil, difusión y promoción del Código de la Niñez y adolescencia.

El programa de responsabilidad social en acciones primarias de la Salud Pública, actualmente tiene cinco proyectos socioeducativos alineados al Plan del Buen Vivir y la Ley de Educación Superior, añadiendo dos seminarios de capacitación y práctica continua de bioética, principios, normas, lineamientos, reglamentos de práctica de investigación-acción en el desempeño de la práctica con responsabilidad social que fue el valor jerarquizado como prioritario por los estudiantes. Esta práctica integradora de Enfermería en Salud fomenta y clarifica el autocuidado, prevención de enfermedades y difusión de estilos de vida saludable en las personas, familias y su entorno ambiental a través de proyectos de investigación-acción.

Hoy más que nunca, en un mundo globalizado y lleno de contrastes, necesitamos profesionales de enfermería comprometidos, que estén dispuestos a aportar soluciones concretas desde su etapa de formación y puestos de trabajo frente a las situaciones de injusticia social que nos azotan. No hay quién ponga en duda la necesidad de que un universitario domine el inglés o las Tic's como herramientas fundamentales para el futuro ejercicio de la profesión, y por lo tanto que estén incluidas como materias obligatorias en los planes de estudio. ¿Por qué entonces se cuestiona la formación en el compromiso y responsabilidad social, algo inherente al genuino espíritu universitario, como parte del currículum? Si de verdad queremos formar profesionales comprometidos con su entorno y autocuidado, esta práctica no debería ser de libre elección, sino que debe tener el rango de acreditación de forma obligatoria como lo estipulan los órganos reguladores de la educación superior, misión y visión institucional.

El presente libro lo hemos podido construir a lo largo de nuestros años de trabajo en el trato personal con los estudiantes que participaron en proyectos sociales ejecutados con recursos propios de estudiantes, docentes y gestión comunitaria, en horarios extracurriculares y quienes experimentamos la fuerza transformadora de la responsabilidad de Enfermería en acciones sociales; el reto ahora es, desde la investigación acción, poder defenderla con base científica y rigor académico.

CAPÍTULO I

RESPONSABILIDAD SOCIAL COMO FOMENTO DE LA CULTURA INVESTIGATIVA Y DE TRANSFORMACIÓN

La tarea de fomentar la cultura investigativa y de intervención con valores de responsabilidad social es de todos los involucrados no es sólo tarea de la familia, escuela, también la sociedad y la universidad deben asumirlo con mayor fuerza. El cometido de la educación es importante, ya que debe orientar al sujeto a la búsqueda e interpretación de la realidad.

En el Plan del Buen Vivir del gobierno ecuatoriano se encuentra, entre sus principales objetivos, metas e indicadores, mejorar la calidad de vida de la población mediante la salud y educación, mejorar las capacidades y potencialidades para una participación ciudadana, garantizar los derechos a la salud y educación en un entorno sano, saludable, continuo y sustentable basado en la realidad de la situación de salud del adulto mayor, de grupos juveniles. Los extensionistas se instruyen y se convierten en ejes multiplicadores desde los primeros años con clarificación de valores en los proyectos de prevención de embarazo precoz, violencia intrafamiliar, prevención de VIH/sida, drogas y la difusión y comunicación de los derechos ciudadanos en los grupos vulnerables; proyectos que nacen del autodiagnóstico que realizan con la asignatura de metodología de la investigación y continúan con el seguimiento las asignaturas de enfermería, psicología, comunitaria y asignaturas humanísticas y sociales.

Como miembro del equipo de docentes investigadores se motiva con el ejemplo a elevar la cultura investigativa a través de la educación sanitaria en base a un diagnóstico participativo y dinámico en el desarrollo de la práctica en los encuentros, se motiva para la auto instrucción y ordenamiento sistemático y el análisis de la información. El estudiante en su práctica intra y extra-aula se inserta en la comunidad con los líderes del centro, implicándose en las decisiones, participando en la elaboración de las normas, rubricas actividades de evaluación; debe auto instruirse, fomentar el autocuidado en las personas y su entorno ambiental.

El fomento y promoción de acciones preventivas implica ayudar al sujeto a crear independencia, autonomía, y hacerle responsable del autocuidado de sus semejantes y del entorno ambiental y ecológico. Que el sujeto se sienta querido y aceptado tal cual es, en un ambiente armónico, cálido y de confianza, facilitarle los medios para establecer un proyecto de investigación-acción en acciones primarias con enfoque preventivo como eje transversal e integrador de áreas de conocimiento, para ayudarle a conocer, criticar, valorar y vivenciar la responsabilidad social hasta hacerlos suyos.

La finalidad, por tanto, es ayudar a la persona a que clarifique sus valores, virtudes y principios de responsabilidad social para que desarrolle a partir de ellos sus opciones de vida, considerando sus deseos de cambios con un liderazgo positivo y transformador.

SITUACIÓN DE LA RESPONSABILIDAD SOCIAL DE LA INVESTIGACIÓN EN LA SOCIEDAD ECUATORIANA

Discutir acerca de los valores de responsabilidad social de los profesionales en la investigación en salud, implica necesariamente hablar de la ética, en tanto que la misma relaciona en su objeto de estudio las personas, las comunidades, las configuraciones histórico-culturales y el medio ambiente, mediante un amplio set de políticas, prácticas y programas integrados en la operación científico - investigativa. Si nos planteamos el significado de la ética como la parte de la filosofía que trata del bien y del mal en los actos humanos, podemos decir que ésta surge de la teorización y la reflexión sobre la conducta moral, definiendo moral como el conjunto de principios y reglas que regulan la conducta y las relaciones humanas. La ética, por tanto, se caracteriza por su generalidad, estudiando la conducta humana en su totalidad, es decir, generalizando lo que es bueno o malo, correcto o incorrecto para cualquier tipo de moral.

En el entorno de la investigación también se plantean problemas de carácter moral que afectan a las personas que se relacionan con ella, porque la conducta moral es propia de las relaciones sociales y la investigación es un lugar de encuentro entre individuos y grupos con distintos intereses, objetivos y concepciones de la acción ética. Para ello, se hace necesario aclarar su fundamentación teórica, a fin de poder establecer sus relaciones en un sentido integral. Cabe entender a la ética como la moral pensada, reflexionada, como aquella que permite, desde el punto de vista filosófico, pasar del simple qué (propio del preguntar de la moral: ¿qué es bueno?, ¿qué es malo?, ¿qué es justo?, ¿qué es correcto?, ¿qué es incorrecto?, es decir lo vivido y lo corporal), al preguntarnos el por qué y el para qué; esta es una distinción filosóficamente necesaria, porque es usual y común confundir la moral con la ética. Siendo así, entonces la ética tiene como objeto de estudio la moral; es decir, la ética estudia la moral y la moral es el objeto de estudio de la ética. Por tanto, se hace necesario la claridad de esta terminología en búsqueda de su aplicación en el marco del cumplimiento de los principios fundamentales de justicia, igualdad, responsabilidad y libertad, si consideramos que en ella se conjugan elementos propios de un proceso de investigación científica social, actores con capacidad de razonar y saberes que han de utilizarse con validez ética; sólo así, es posible hablar de un ambiente investigativo científico - social en la que predomina una capacidad volitiva en pro del bienestar colectivo.

Cuando se habla de una investigación científica social capaz de conjugar su responsabilidad con la sociedad, enmarcada en una conducta ética, es posible la interacción entre el intelecto emocional y la calidad humana. Por otro lado, habría que estudiar las políticas sociales de Estado, las gubernamentales, iniciativas privadas y experiencias individualidades, organizaciones y comunidades en el campo de la investigación, y así lograr entender su pertinencia con la ética investigativa; para ello, se hace necesario establecer las relaciones que han de mantenerse entre la investigación y el papel que desempeña en el investigador la valoración de su ideología, actitud y propósito dentro del carácter aceptable o inaceptable de tales valoraciones en/o durante un proceso de investigación científica social. A ello, habría que agregar, según Vázquez (2005:122), los estudios de temas éticos y sociales frente al avance del desarrollo tecnológico, manifiesto en el dominio específico que tengan de la metodología utilizada, la responsabilidad del investigador basada en el conocimiento que poseen respecto a las consecuencias de su actuación, la necesidad de establecer de manera previa una estimación de los posibles impactos que tendrá el desarrollo tecnológico y la consideración de aquellos valores que son relevantes en una determinada aplicación para la calidad de vida, el uso del poder, los riesgos y responsabilidades, la propiedad intelectual, la privacidad, la equidad al acceso, la honestidad y el engaño. Siendo así, habría que dar especial cuidado (Werner 2002:6), hasta dónde el hombre podría avanzar en su manipulación técnica como una de las cuestiones esenciales que remiten a la ética en el mundo contemporáneo; cuestión que en primer lugar lo afecta a él, al punto de implicar una redefinición de lo humano mismo. Todo ello, exige del investigador un nivel crítico de profundización acerca de la vulnerabilidad ético-social que determina cambios conductuales en quienes, muchas veces y por diversas causas, pierden el control volitivo de la racionalidad, provocando humillación física, psicológica y moral junto a xenofobia, clasismo y exclusión que pueden comprometer hasta la vida de los humanos, sin considerar que la humillación deshumaniza a quien la padece. No hay hombre o mujer bastante bueno (a) para ser amo de otro. Por todo ello, es importante señalar que uno de los retos más importantes del investigador es mantenerse humano en condiciones inhumanas (aunque legales); siempre es posible elegir ser humano, siempre es posible ser ético (Cortina, 2004:67). De ahí que todas las estructuras e intervenciones que nos dicen que tal opción es impensable son siempre contingentes y reaccionarias.

INVESTIGACIÓN PARTICIPATIVA E INVESTIGACIÓN-ACCIÓN

En muchas ocasiones se emplean los términos **investigación participativa** e **investigación-acción** como sinónimos, aunque no todos los autores están de acuerdo con ello. La investigación participativa no pretende describir las circunstancias en las que viven los marginados, sino que los propios dominados generen ideas y acciones que posibiliten la transformación y el tránsito hacia el mejoramiento de sus condiciones de vida.

Con respecto a la investigación-acción, como un recurso básico de la pedagogía crítica, es definida como una forma de búsqueda e indagación realizada por los participantes acerca de sus propias circunstancias. Es, por lo tanto, auto-reflexiva aplicada a la educación, y específicamente dentro de la pedagogía crítica, que ha impactado notablemente al desarrollo curricular en general.

Kurt Lewin, autor del término investigación-acción establece que ésta se constituye con tres momentos: Planificación, Concreción de hechos, y Ejecución. Igualmente, las condiciones elementales para calificar propiamente a la investigación-acción, son tres:

1) La existencia de un proyecto correspondiente a una práctica social que resulte susceptible de mejoramiento.

2) La interrelación sistemática y autocrítica de las fases de planeación, observación, reflexión y acción correspondientes al proyecto.

3) La inclusión de todos los responsables del proyecto en cada uno de los momentos investigativos, y la posibilidad abierta y permanente de incorporar a otros sujetos afectados por la práctica social, que se está sometiendo al proceso de investigación-acción.

Algunos autores afirman que la investigación consiste en producir conocimientos, en tanto que la acción, a través de sus consecuencias, modifica una realidad determinada. La investigación-acción surge a raíz de la desilusión respecto a la investigación desligada de la realidad y las acciones sociales. Esta práctica se originó también en la necesidad de optimizar las relaciones entre investigadores e investigados.

El concepto tradicional de investigación-acción proviene del modelo de Lewin sobre las tres etapas del cambio social: descongelamiento, movimiento, re congelación. En ellas el proceso consiste en:

1. Insatisfacción con el estado actual de cosas.

2. Identificación de un área problemática.
3. Identificación de un problema específico.
4. Formulación de varias hipótesis.
5. Selección de una hipótesis.
6. Ejecución de la acción para comprobar hipótesis.
7. Evaluación de los efectos de la acción.
8. Generalizaciones.

Se concibe a la investigación-acción (Himmelstrand, 1978, pp. 164) como un ejemplo de ciencia social aplicada. Sin embargo las aplicaciones de la ciencia social van más allá de los límites tecnológicos provenientes de las ciencias naturales, en cuanto los modelos tecnológicos se orientan a la búsqueda de invariantes (leyes naturales, mecanismos causales).

Stephen Kemmis, por su parte, define a la investigación-acción como una "forma de indagación introspectiva colectiva emprendida por participantes en situaciones sociales con objeto de mejorar la racionalidad y la justicia de sus prácticas sociales o educativas, así como su comprensión y de las situaciones en que éstas tienen lugar".

Los integrantes de los equipos de participantes generalmente son directores de centros educativos, maestros, estudiantes y padres de familia de una comunidad determinada, aunque la posibilidad de participación no se restringe a nadie, sino que, es deseable la incorporación de todos los que compartan una preocupación común.

En el caso de salud se incorporan los funcionarios directivos y equipo básico de atención integral de salud (EAIS); aunque la investigación-acción del grupo se desarrolla por medio del examen crítico de las acciones por parte de sus miembros individuales, ésta es eminentemente grupal, comunitaria. Kemmis establece puntualmente cuáles son las ventajas de la investigación-acción. Está claro, desde el comienzo, que el proceso de investigación-acción implica la investigación explícita de las relaciones entre la acción individual y la cultura del grupo, esa investigación analiza y explora sistemáticamente las pautas individuales y colectivas de utilización del lenguaje, las actividades y las relaciones sociales.

La comunicación alienta el desarrollo cooperador de la razón de ser de la práctica que se investiga y de otras relacionadas con ella; ayuda a que la indagación sea considerada como un ""proyecto" colaborador antes que como un proceso personal e introspectivo, ayuda a clarificar consecuencias y ramificaciones imprevistas, facilita la definición de los problemas porque el hecho de explicar el proyecto a otras personas exige a cada estudiante la clarificación de sus propias ideas, ayuda a obtener apoyo moral y a determinar los límites del apoyo, permite la ayuda por parte de otras personas y su involucramiento en una participación activa, ayuda a la reflexión al proporcionar diversas perspectivas críticas acerca de los efectos de la acción y de las limitaciones experimentadas.

La investigación-acción es más sistemática y colaboradora, y recoge datos sobre los que se basa una rigurosa reflexión de grupo. La investigación-acción implica el planteamiento de problemas y no tan sólo la solución de problemas; no parte de contemplar los "problemas" como hechos patológicos.

La investigación-acción busca mejorar y comprender al mundo a través de cambios y del aprendizaje de cómo mejorarlo a partir de los cambios conseguidos.

La investigación-acción es una investigación realizada por determinadas personas acerca de su propio trabajo, con el fin de mejorar aquello que hacen, incluyendo el modo en que trabajan con y para otros. La investigación-acción es una investigación que considera a las personas agentes autónomos y responsables, participantes activos en la elaboración de sus propias historias y condiciones de vida, capaces de ser más eficaces en esa elaboración si conocen aquello que hacen y capaces de colaborar en la construcción de su historia y sus condiciones de vida colectivas. No considera a las personas como objetos de investigación, sino que las alienta a trabajar juntas como sujetos conscientes y como agentes del cambio y ser parte del plan de mejora.

La investigación-acción es un proceso que sigue una evolución sistemática, y cambia tanto al investigador como las situaciones en las que éste actúa; ni las ciencias naturales ni las ciencias históricas tienen este doble objetivo para la dialéctica viva del investigador y lo investigado (Carry Kemmis, 1986).

PUNTOS CLAVES DE LA INVESTIGACIÓN-ACCIÓN

La investigación-acción se propone mejorar la educación mediante su cambio, y aprender a partir de las consecuencias de los cambios, es participativa: a través de ella las personas trabajan por la mejora de sus propias prácticas.

Se desarrolla siguiendo una espiral introspectiva: una espiral de ciclos de planificación, acción (establecimiento de planes), observación (sistemática), reflexión y luego re planificación, nuevo paso a la acción, nuevas observaciones y reflexiones.

Una buena manera de iniciar un proyecto de investigación-acción consiste en acopiar algunos datos iniciales en un área de interés general (una exploración), después reflexionar, y luego elaborar un plan para una acción cambiada; otro modo de empezar consiste en realizar un cambio exploratorio, recoger datos sobre aquello que sucede, reflexionar, y luego preparar planes de acción muy afinados. En ambos casos, los problemas y la comprensión, por un lado, y las prácticas mismas, por otro, se desarrollan y desenvuelven a través del proceso de la investigación-acción; pero tan sólo cuando la espiral-introspectiva es seguida de modo deliberado y sistemático mediante procesos de crítica con los miembros de equipos de trabajos.

La investigación-acción es colaboradora: implica a los responsables de la acción a la mejora de ésta, ampliando el grupo colaborador tanto con las personas más directamente implicadas como con el mayor número posible de personas afectadas por las prácticas que se toman en consideración.

La investigación-acción crea comunidades autocríticas de personas que participan y colaboran en todas las fases del proceso de investigación: la planificación, la acción, la observación y la reflexión. Pretende crear comunidades de personas que se propongan ilustrarse acerca de la relación entre la circunstancia, la acción y la consecuencia de esta en el marco de su propia situación y emanciparse de las restricciones institucionales y personales que limitan su capacidad de vivir sus propios valores legítimos, educativos y sociales.

La investigación-acción es un proceso sistemático de aprendizaje en el que las personas actúan conscientemente sin dejar, por ello, de abrirse a la posibilidad de sorpresas y conservando la posibilidad de responder a las oportunidades. Se trata de un proceso de utilización de la "inteligencia crítica" orientado a dar forma a nuestra acción y a desarrollarla de tal modo que nuestra acción educativa se convierta en una praxis acción críticamente informada y comprometida a través de la cual podamos vivir consecuentemente nuestros valores educativos. También induce a las personas a teorizar acerca de sus prácticas, inquiriendo en las circunstancias, la acción y las consecuencias de ésta y comprendiendo las relaciones entre la circunstancia, las acciones y las consecuencias en sus propias vidas. Las teorías que desarrollan aquellos que se dedican a la investigación-acción pueden expresarse inicialmente en forma del modo de ser y de operar de las prácticas.

Podemos hacerlo tratando esas prácticas como si no fuesen nada más que racionalizaciones, aunque puedan ser nuestras mejores teorías vigentes acerca de cómo y por qué nuestra labor educacional es como es. A través del proceso de la investigación-acción sometemos a esos supuestos iniciales a un examen crítico.

La investigación-acción exige que las prácticas, las ideas y las suposiciones acerca de las instituciones sean sometidas a prueba, haciendo acopio de pruebas apremiantes que puedan convencer de que las prácticas, ideas y suposiciones previas eran erróneas o desatinadas. La investigación-acción concibe de modo amplio y flexible aquello que puede constituir pruebas (o datos); no sólo implica registrar descriptivamente aquello que ocurre con la máxima precisión posible (en base a las cuestiones particulares que se investigan y a las circunstancias de la vida real en el curso de la obtención de datos) sino también recopilar y analizar nuestros propios juicios, reacciones e impresiones en torno a lo que ocurre.

Exige el mantenimiento de un diario personal en el que se registran progresos u reflexiones en torno a dos series paralelas de aprendizaje: aquello que aprendemos acerca de las prácticas que estudiamos (el modo en que se desarrolla las prácticas), y aquello que aprendemos acerca del proceso (la práctica) de estudiarlas (el modo en que funciona nuestro proyecto de investigación-acción).

La investigación-acción es un proceso político porque nos implica en la realización de cambios que afectarán a otras personas; por este motivo genera, a veces, una resistencia al cambio, tanto en nosotros mismos como en los demás. Implica que las personas realicen análisis críticos de las situaciones (autodiagnósticos en las aulas de clases, comunidades, sistemas de prácticas con los que operan: esas situaciones están estructuradas institucionalmente. La pauta de resistencia con que se encuentra un investigador al cambiar sus propias prácticas es una pauta de los conflictos entre las nuevas prácticas y las prácticas aceptadas (prácticas aceptadas en torno a la comunicación, la toma de decisiones y el trabajo educativo).

La investigación-acción empieza con pequeños ciclos de planificación, acción, observación y reflexión que pueden ayudar a definir problemas, ideas y supuestos con mayor claridad, de tal modo que las personas implicadas puedan definir por sí mismas problemas de mayor envergadura a medida que avanzan en su labor.

La investigación-acción empieza con pequeños grupos de colaboradores, pero éstos expanden la comunidad de los participantes en programas de investigación-acción y abarcan gradualmente a un número cada vez mayor de personas concernidas y afectadas por las prácticas que se toman en consideración.

La investigación-acción nos permite crear registros de nuestras mejoras: a) registros de los cambios en nuestras actividades y prácticas, b) registros de los cambios en el lenguaje y el discurso con que describimos, explicamos y justificamos nuestras prácticas, c) registros de los cambios en las relaciones y formas de organización que caracterizan y limitan nuestras prácticas, y d) registros del desarrollo de nuestro dominio de la investigación-acción La investigación-acción nos permite dar una justificación razonada de nuestra labor educativa ante otras personas porque podemos demostrar de qué modo la pruebas que hemos obtenido y la reflexión crítica que hemos llevado a cabo nos han ayudado a crear una argumentación desarrollada, comprobada y examinada críticamente con participación ciudadana en favor de lo que hacemos.

LAS VENTAJAS DE LA PARTICIPACIÓN CIUDADANA

Partiendo de un diagnóstico autocrítico de la realidad de la participación, parece evidente que las instituciones locales y los movimientos sociales disponen hoy por hoy de un escaso margen de maniobra para transformar el mundo, pero dicho esto, vale la pena reflexionar sobre las ventajas de la participación y la necesidad de políticas públicas que la refuercen y promuevan.

La participación permite la adecuación de las respuestas desde lo público a las necesidades y demandas de los ciudadanos. La participación y la consulta permiten anticiparse a ciertas demandas ciudadanas antes de que éstas cristalicen en reivindicaciones que pueden producir respuestas apresuradas, escasamente planificadas y probablemente más costosas económicamente.

La participación favorece una mayor eficiencia en la intervención pública, al producirse respuestas y propuestas bien orientadas que optimicen recursos: mejores servicios de salud con iguales recursos.

La participación profundiza en la democracia y facilita la articulación social. Se trata de asumir que la fragmentación y dialéctica social pueden posibilitar el cambio si se abordan desde de un planteamiento complejo y dinámico de las relaciones sociales y la construcción colectiva de propuestas innovadoras. La participación introduce las perspectivas de los diferentes actores sociales (mayoría silenciosa, sectores de base, minorías activas, agentes económicos e instituciones) en el ámbito de la planificación y la intervención y permite orientar y gestionar de forma complementaria aquellos procesos planificadores que han identificado claramente los intereses de los ciudadanos.

Finalmente, la participación permite alcanzar u obtener el mayor consenso posible, público/ privado/ ciudadano, a través de distintos procesos abiertos de consulta y debate, ya sea dentro del modelo tradicional de participación local mediante normas y reglamentos de participación local, consulta ciudadana, o bien dentro de las nuevas estrategias y dinámicas de participación.

Las metodologías participativas, como herramientas complementarias del trabajo profesional en el ámbito micro-local, como un barrio, distrito o municipio, pueden contribuir a alcanzar la integración comunitaria y cohesión social. La participación ciudadana es un medio para mejorar la calidad de vida.

Como institución pública al servicio de los ciudadanos, los profesionales del área de la salud, deben estar también comprometidos con el medio local en términos de calidad, ofreciendo buenos servicios a los ciudadanos, de eficiencia, optimizando recursos y procesos y de apertura: claridad, transparencia, comunicación y participación. Esta responsabilidad pública y social debe articularse con participación de la universidad en cuatro grandes ejes:

1. Comprensibilidad del sistema socio sanitario, dado el aumento de áreas e instancias interrelacionadas y su complejidad creciente.

2. Respuesta a las necesidades que los ciudadanos plantean en el campo de la salud.

3. Accesibilidad: capacidad real de un individuo particular para interactuar con la Administración.

4. Fomento de la participación activa: posibilidad de ser partícipes tanto en la toma de decisiones, como en la cooperación activa con la Administración de cara a la satisfacción de las necesidades colectivas, más allá del derecho a ser informados.

Ante este reto, la Salud Familiar-Comunitaria y las áreas de atención primaria, tradicionalmente las más cercanas al ciudadano, parecen estar en mejor posición para abrir sus actuaciones a la participación de la comunidad local. Esta última, naturalmente, vive los problemas y carencias como algo muy cercano, a la vez que produce complejos juegos y conflictos de intereses sociales a los que la institución debe dirigir su mirada con intención de comprenderlos e interactuar con ellos. Los consejos de salud son espacios de relación en contextos locales que se pueden aprovechar como marcos privilegiados para la participación de la ciudadanía en los temas que les afectan y para llevar adelante sus propuestas e iniciativas de un plan de mejora.

MODELOS ALTERNATIVOS: LA INVESTIGACIÓN-ACCIÓN PARTICIPATIVA

Tanto la participación territorial, por ejemplo, a través de consejos de barrio, como la sectorial, a través de consejos específicos de mujer, juventud, salud, entre otras, adolecen de excesiva reglamentación y formalización y actúan de forma disuasoria, provocando la huida de aquellos que desean hacer una propuesta a título individual o en un momento determinado.

Para empezar, la participación ciudadana se podría facilitar con el simple acercamiento de la institución a la base del tejido social a través de monitores, animadores o trabajadores de calle, que recogieran propuestas in situ, dinamizaran el trabajo de debate en el nivel de base, barrio o zona, para después trasladar esas propuestas e iniciativas a los órganos centrales de la institución municipal y las respuestas correspondientes a los ciudadanos implicados. Se trata en fin de reglamentar lo mínimo posible, facilitar el acceso de todos los ciudadanos y abrir un número mínimo de comisiones de trabajo, por ejemplo, por grandes ámbitos que se corresponden con las áreas de gestión.

En todo caso, es necesaria la confluencia entre la voluntad política, el compromiso de los técnicos y profesionales, la responsabilidad del movimiento ciudadano y la implicación del tejido social informal (conjunto de acción ciudadana) para crear nuevos espacios de participación útiles y dotarlos de contenido específico y desarrollo permanente.

LAS CARACTERÍSTICAS BÁSICAS DE LA INVESTIGACIÓN-ACCIÓN PARTICIPATIVA

La meta última de la investigación-acción participativa es conocer para transformar; siempre se actúa en dirección a un fin o un "para qué", pero esta acción no se hace "desde arriba" sino desde y con la base social.

Dentro de este proceso secuencial "conocer-actuar-transformar", la investigación es tan sólo una parte de la "acción transformadora global", pero hay que tener en cuenta que se trata ya de una forma de intervención, al sensibilizar a la población sobre sus propios problemas, profundizar en el análisis de su propia situación u organizar y movilizar a los participantes. Desde la óptica de la IAP, la población es el agente principal de cualquier transformación social y de su activa colaboración dependerá el cambio efectivo de la situación que vive. Esta postura rechaza pues, el asistencialismo que impera en la mayor parte de los programas gestionados "desde arriba" por un Estado benefactor, una institución social o un equipo técnico de profesionales; por tanto, el objeto de estudio o problema a investigar parte del interés de la propia población, colectivo o grupo de personas y no del mero interés personal del investigador. (López de Caballos, 1989).

En consecuencia, se partirá de la propia experiencia de los participantes, de las necesidades o problemas vividos o sentidos. Con esta metodología se trata de explicar, es decir, de entender más y mejor la realidad, de aplicar, o sea de investigar para mejorar la acción y de implicar, esto es, de utilizar la investigación como medio de movilización social. La IAP como herramienta o instrumento para generar tejido social ha sido ampliamente desarrollada por T. Rodríguez Villasante y colaboradores, a través del "método de análisis de redes y conjuntos de acción".

En la IAP, el objeto de estudio tradicional de la investigación social, la población, pasa a ser sujeto que investiga. Esta práctica auto reflexiva se instrumentaliza en el "principio de dialogicidad" de P. Freire, según el cual, investigador y población establecen una relación de comunicación entre iguales, un diálogo horizontal entre educando y educado, basado en la reciprocidad.

La participación de la población, colectivo o grupo puede adoptar dos formas básicas, aunque entre ambos polos se pueden establecer toda una serie de posibilidades según cada situación concreta. Así, puede participar durante todo el proceso, en la selección del problema u objeto de estudio, diseño de la investigación, trabajo de campo, análisis de resultados y diagnóstico crítico, elaboración de propuestas, debate y toma de decisiones, planificación y ejecución de actividades y evaluación de la acción; o bien, de una forma parcial, es decir, participando en algunas de las fases, por ejemplo en el diseño pero no en la realización de la investigación para, una vez obtenidos los resultados, discutir y analizar posibles propuestas de actuación.

La colaboración entre los técnicos y los sectores de base ha de partir de la asunción de un compromiso político-ideológico por parte de los primeros. Este compromiso explícito supone orientar, ayudar, movilizar, sensibilizar en la producción de un conocimiento que ayude a mejorar la propia realidad. Se acaba pues, con la pretendida imparcialidad de la ciencia, o su falta de intencionalidad, siempre se produce un saber para alguien y/o para algo.

Por último, es conveniente señalar que la IAP no es una metodología de investigación exclusiva, ya que no es la única forma de alcanzar del desarrollo político, económico, social y cultural de una comunidad, ni excluyente, dado que no sustituye a otras técnicas de investigación y análisis de la realidad. Su aplicación dependerá de las posibilidades, necesidades y recursos con los que nos encontramos en cada situación concreta.

No obstante, hay que recordar que la IAP sólo puede ser aplicada en ámbitos reducidos, tales como un barrio, organización, distrito, comunidad rural, etc., a fin de que la participación sea realmente efectiva y la población llegue a tomar las riendas del proceso de transformación. Los elementos definitorios o **"ideas fuerza" de un proceso participativo** son:

1. **Conocimiento.** La IAP supone un re-conocimiento de uno mismo, de otras personas o grupos, del entorno y del mundo. Es un proceso de re encuadre que permite analizar la historia desde otro punto de vista y analizar aspectos tales como a quién beneficia una determinada situación, a quiénes les ha interesado mantenerla o cómo construimos la situación desde nuestro lenguaje. Asimismo, es un proceso de redefinición que ayuda a definir lo que se quiere cambiar y de re identificación, ya que mediante el mismo facilitamos que las personas y los grupos encuentren sus potencialidades y las de los demás para trabajar sobre ellas.

2. **Formación.** Se parte de la idea de que cada vez que tengamos un nuevo conocimiento sobre una situación, hemos de reflexionar sobre si se ha creado un nuevo espacio para que las demás personas también lo tengan; preguntas tales como

¿avanzamos todos al mismo ritmo?, ¿tenemos todos posibilidad de participar si queremos hacerlo?, se deben abrir en este proceso si queremos que se den la participación y el cambio. Es evidente que la IAP constituye un proceso formativo en diferentes niveles: el de las técnicas aprendidas y aplicadas, el de las vivencias, la historia, la experiencia puesta en común y expresada, el de las actitudes, las motivaciones, las responsabilidades y cómo nos enriquecemos todos con ellas, el de las capacidades en el trabajo en equipo y la organización, el de los conceptos, investigación, acción y participación.

3. **Conciencia.** Es un proceso de toma de conciencia y sensibilización que posibilita la corresponsabilidad y la implicación en los procesos y el establecimiento de objetivos.

4. **Comunicación.** A lo largo del proceso buscamos terrenos comunes de comunicación para acercarnos a los códigos lingüísticos de otros grupos y aprender a escuchar y a expresar. Esto nos abre a la posibilidad de establecer relaciones entre grupos de carácter más complejo que las puramente bilaterales entre dos sujetos. Sin duda, implica la difusión y socialización del

conocimiento, la información sobre los recursos existentes y el acceso a ellos.

5. **Mediación.** Poner en marcha un proceso de este tipo es adentrarse en un trabajo de mediación, ya que se necesita identificar actores, colectivos e intereses y buscar los elementos de compatibilidad entre ellos; identificar necesidades de la base social, los nudos de las redes, los comunicadores y los mediadores informales y tener reconocimiento de todas las partes que pone en relación el proceso.

6. **Proximidad.** La IAP necesita desenvolverse en espacios abarcables. Para poder conectar con la gente, sus problemas e inquietudes y canalizar propuestas de intervención comunitaria implicando a la base social es necesaria una estrategia a través del trabajo de calle, el uso del lenguaje cotidiano, el uso de los códigos y símbolos de una comunidad y cierto dominio de los valores que circulan por la red social.

EL PROCESO DE LA INVESTIGACIÓN ACCIÓN PARTICIPATIVA (IAP)

La Investigación-Acción-Participante propuesta por el sociólogo Tomás Rodríguez Villasante, se inicia con una

Fase de diálogo-negociación entre los técnicos y profesionales, en este caso del ámbito sanitario, los promotores institucionales de la acción y los representantes de las asociaciones. Este acuerdo previo contempla el diseño de un proyecto de investigación-análisis y reflexión, el cronograma de actividades participadas y los compromisos y responsabilidades asumidas por cada una de las partes.

En una segunda **Fase de recogida de información** se abordan ciertas problemáticas concretas, se recaba la opinión de la población afectada. Quizá nos encontremos con que las demandas recogidas son, o demasiado concretas o demasiado generales. En este sentido el "grupo motor", por ejemplo, el Consejo de salud u otras organizaciones comunitarias, debe hacer el esfuerzo de unir las necesidades más sentidas con las problemáticas integrales existentes en el ámbito de la salud para así ir estableciendo puentes entre ambos niveles, es decir, ir de las demandas y necesidades más sentidas a las problemáticas integrales que afectan a los grupos prioritarios y vulnerables.

En este proceso aprovecharemos para ir indagando sobre hechos históricos, mejor cuanto más recientes, que hayan tenido lugar en la zona donde investigamos, estos deben ser sentidos por la mayoría de la población y tener poder para movilizar a gran parte de esta, generando consensos, o conflictos. Estos, que llamaremos desde ahora "analizadores históricos", nos darán la pauta para caracterizar el perfil sociodemográfico y epidemiológico y saber cuáles son los elementos de motivación, interés y movilización de la población en estudio.

Para cubrir esta fase de recogida de información se la realiza en el hogar, sala de espera de los centros de salud, organizaciones comunitarias, centros culturales, plazas y parques, y se utiliza como apoyo medios audiovisuales. Los equipos de estudio los lleva a cabo un equipo multidisciplinario de trabajo, el grupo motor lo componen técnicos docentes y tutores no académicos funcionarios de las instituciones participantes en los proyectos socioeducativos y de voluntariado, encargado de dinamizar tanto la detección de necesidades, a través de entrevistas, y equipos de discusión, como las siguientes fases en las que analizaremos las necesidades y demandas detectadas en la recogida de información. Finalmente pasaremos a realizar un **diagnóstico** sobre la situación que servirá de base para el plan de mejoras.

Cada cierto tiempo, el equipo a través de sus líderes rinde cuenta de su trabajo académico e investigativo y de voluntariado a una comisión de seguimiento y monitoreo más amplia compuesta por representantes de la Administración del Municipio, de la Dirección Distrital de Salud o Educación y de movimiento ciudadano y, finalmente, elabora una propuesta de actuación capaz de aglutinar o articular a la mayor parte de los elementos del tejido social. En la fase de devolución, se debaten, matizan y/o corrigen el diagnóstico y la propuesta con las asociaciones y la población en jornadas y/o talleres abiertos al público, para consensuar las líneas de actuación, concretar programas y asignar recursos (humanos, materiales, de espacio y tiempo, etc.). Las dos últimas fases del proceso son las de la ejecución y evaluación continua de las acciones propuestas. Aquí es pertinente la aplicación de prácticas y técnicas de difusión amplia tales como campañas, casas abiertas, ferias de la salud con uso de paneles, métodos audiovisuales y medios de comunicación local, aprovechando nuevamente los espacios de mayor uso por parte de la población. Asimismo, es conveniente la formación y dotación de mecanismos para la toma de decisiones y la evaluación participativas a través de seminarios de sustentación con premios para los mejores proyectos.

LA DINAMIZACIÓN DE GRUPOS: PROPUESTAS METODOLÓGICAS

La interacción con personas es una de las piezas claves de este tipo de procesos de dinamización socio-comunitaria. Trabajamos con grupos humanos para transformar su entorno, a partir del conocimiento crítico de su realidad y de la puesta en marcha de un conjunto de estrategias de educación sanitaria y propuestas vertebradas dentro de la complejidad local.

Cuando estamos inmersos en un proceso de desarrollo participativo con responsabilidad social entramos en contacto con todas aquellas personas y grupos sociales que en mayor o menor medida lo protagonizan, participan en o son participados de él. El contacto y la relación con estos sujetos adquieren dimensiones diferentes según sean los intereses, compromisos u ocupación de tales actores sociales. Estos conjuntos de personas son, por un lado, fuente de información ya que nos ayudan a recabar datos acerca de su entorno y sobre las redes de relaciones existentes y, por otro, grupo motor o núcleo de la investigación-acción, participando activamente según su interés, disponibilidad, actitudes, capacidades y formación, en las diferentes etapas del proceso. Por su parte, los técnicos docentes y/o coordinadores serán agentes dinamizadores que irán supervisando y monitoreando las diversas etapas del trabajo, tanto en los contenidos como en los métodos. Dado que la IAP es también un proceso de aprendizaje colectivo, es pertinente el uso de dinámicas de grupo, provenientes tanto de la educación popular como de la animación sociocultural. Estas permiten que los miembros de un grupo se conozcan y aprendan a trabajar juntos de forma autónoma, que todo el conjunto se fortalezca y sea capaz de auto-organizar sus tareas científicas intra y extrauniversitaria.

Un primer obstáculo que nos podemos encontrar al llegar a una comunidad local es el de la conformación de equipos de base para el trabajo de autodiagnóstico socio-comunitario. En este caso, aprovecharemos las ocasiones de encuentro con la población para animar a la participación; situaciones como la presentación pública a las asociaciones y a los medios de comunicación local, las entrevistas y los grupos de discusión o la asistencia a actos públicos nos brindan la oportunidad para hacerlo. Debemos cuidar los primeros contactos personales, así con cierta regularidad les haremos partícipes del proceso que estamos intentando dinamizar e iremos incorporándoles al mismo como comunicadores informales.

EL USO DEL "INFORMANTE CLAVE"

Los "informantes clave" son personas que cuentan con un amplio conocimiento acerca del medio o problema de estudio; ejemplo de los mismos son: funcionarios, profesionales, líderes y dirigentes de organizaciones populares, comunicadoras informales de la base social, entre otros. La experiencia de estas personas será muy valiosa tanto en los primeros pasos de la investigación, en la fase previa al diseño del proyecto para efectuar una primera aproximación al objeto de estudio, como en las etapas posteriores de trabajo de campo, devolución-difusión de los resultados y puesta en marcha de las acciones propuestas. La forma más habitual de obtener información de estas personas suele ser la "entrevista en profundidad", que puede ser "abierta", si se hace de forma personal lo cual es "lo ideal", o "semiestructurada", es decir con un breve guion de preguntas y temas, si optamos por el correo, el teléfono o la doble visita de entrega y recogida del cuestionario.

Para captar una muestra amplia y diversa de informantes clave se suele utilizar la estrategia de cascada, en la que el primer sujeto proporciona el contacto con otra u otras personas que también pueden aportar una opinión fundamentada y/o experiencia en el tema de análisis.

ALGUNAS HERRAMIENTAS PARA EL TRABAJO COMUNITARIO DESDE LA PERSPECTIVA DE LA IAP

EL TALLER DE AUTODIAGNÓSTICO LOCAL

El "taller de autodiagnóstico local" se puede desarrollar al inicio del proceso y tiene los siguientes objetivos:

1. Obtener una primera evaluación sobre la zona objeto de estudio. Para ello se utiliza la técnica

FODA, que permite obtener información sobre los puntos fuertes y débiles, las amenazas y las oportunidades.

2. Elaborar un primer "mapeo" de las relaciones que mantienen entre sí los diferentes actores sociales presentes en el territorio: instituciones, tejido asociativo y población en general.

3. Generar consenso en lo que respecta a la demanda sobre el tema a investigar y los objetivos a marcar, haciendo converger los diferentes conjuntos de sensibilidades latentes detectados en este proceso de arranque de la investigación.

La técnica FODA consiste en elaborar un cuadro resumen que nos permite definir y contextualizar el problema en el ámbito de estudio a partir de cuatro marcos de análisis: fortalezas, debilidades, oportunidades y amenazas. Una forma de aplicar esta técnica puede ser la siguiente: se plantea el tema u objeto de estudio de forma clara y concisa, a partir de aquí el grupo hablará primero, a través de una lluvia de ideas, sobre los aspectos positivos o "de éxito" (fortalezas y oportunidades) que relacionan ese tema con el territorio. Las ideas sobre las que se esté de acuerdo se van escribiendo sobre un panel. Posteriormente, también mediante lluvia de ideas se extraen los aspectos negativos o "de riesgo" (debilidades y amenazas).

El socio grama o mapa de relaciones es un instrumento que nos va a permitir visualizar a los factores y grupos sociales presentes en el territorio y trazar las conexiones existentes entre ellos. Una posible aplicación de la técnica consiste en hacer dos grupos heterogéneos y repartir tarjetas en blanco, unas con forma triangular para representar a los agentes de la administración, otras rectangulares para representar a los agentes sociales y otras circulares para representar a grupos de población. Cada grupo rellena las tarjetas con los diferentes protagonistas existentes en el territorio y las pone sobre una cartulina (arriba las triangulares, en medio las rectangulares y abajo las circulares) para después relacionarlas. Utilizaremos flechas que unan los diferentes actores en términos de relación fuerte (de dependencia, de colaboración...), débil (de aislamiento, de desinterés, de temporalidad...) de conflicto, sin relación, relaciones indirectas (un actor con otro a través de un tercero), en el grupo se discute hasta llegar a un consenso y luego al ponerlo en común se explicará la razón de cada una de las relaciones.

CAPÍTULO II

SITUACIÓN ACTUAL DE LA RESPONSABILIDAD SOCIAL

DIAGNÓSTICO DE SITUACIÓN ACTUAL DEL VALOR DE LA RESPONSABILIDAD SOCIAL EN LA FACULTAD DE ENFERMERÍA

A la responsabilidad social en la investigación-acción no se le ha dado la debida importancia en los centros de educación superior. En nuestro caso de estudio, específicamente en la carrera de Enfermería, no se visibiliza en la malla curricular una práctica investigativa y de vinculación continua, sistemática de saberes integradores que clarifique principios y valores de responsabilidad social que tributen a proyectos integradores de asignaturas humanísticas y profesionales básicas para ser acreditada por las prácticas pre profesionales y titulación de enfermerías en la atención primaria con enfoque preventivo, a fin de contribuir al fortalecimiento de valores humanos para el mejoramiento de la calidad de vida de las personas, familias y entorno.

Actualmente vivimos en el siglo XXI, una época globalizada supuestamente, pero no lo es del todo, las sociedades han dado un completo giro en cuanto al valor de responsabilidad social que refleja el comportamiento de las relaciones humanas, el ejemplo que estamos difundiendo a las nuevas generaciones son conductas antisociales y deshumanizadas, ya que desafortunadamente son los patrones más comunes que rigen en nuestra sociedad.

En el pasado, las familias hacían mayor énfasis en la enseñanza e inculcaban la práctica de una serie de valores y principios que mantenían la armonía y la paz de toda sociedad, ya sea del hogar, centros educativos, etc. Esos valores, y el actuar con juicio crítico y reflexivo sin dañar a sus semejantes, hoy en día ya no están presentes, han sido desplazados por actitudes de odio, envidia, violencia, egocentrismo, discriminación, desamor, todo ello ha sucedido por no poner en práctica los valores morales y el no cumplimiento de los principios éticos, leyes y normas establecidas que prohíben realizar actos ilícitos, es decir la falta de vigilancia y evaluación de los logros y aprendizajes. Actualmente existen muchas organizaciones que buscan proteger el bienestar individual, la integridad personal y mantener la armonía, paz social y mundial; pero siendo realistas esto ya no es posible lograrlo debido a que el mundo constantemente está siendo bombardeado por medios de comunicación, poder cognoscitivo, económicos, políticas, entre otros, los cuales en vez de beneficiar y enriquecer nuestra cultura moral la dañan mostrando escenas de terror, autocracia y violencia.

Las leyes judiciales buscan establecer y reformar nuevas leyes, pero es muy difícil que se cumplan y se respeten, debido a que la sociedad ya perdió el miedo por la prevalencia de la corrupción y no permitirá que la sigan reprimiendo y controlando.

El comportamiento y la convivencia de la población en general, y especialmente la estudiantil, producen impacto por los desajustes y situaciones conflictivas, en cuanto al trato inhumano en todos los grupos vulnerables, hechos antisociales que se presentan por falta de fomento de una cultura de paz y de convivencia en armonía en las familias en los centros educativos, y en las esferas de actuación donde realizan las prácticas

Nuestra realidad es observar que nuestros jóvenes están formándose con dificultad de convivencia familiar, inestabilidad emocional y en general grandes alteraciones de conducta, anexo a esto se adjuntaron los bancos de problemas familiares, académicos y sociales en el medio en que se desenvuelven: por ejemplo, el desempleo, embarazo precoz, enfermedades de transmisión sexual, drogadicción, desintegración familiar, violencia intrafamiliar, carencia de afecto, limitada participación de los padres en la formación de los hijos, pluriempleo, uso inadecuado del tiempo libre, deficientes áreas recreativas y deportivas, propuestas socioeducativas que hay que intervenirlas en las aulas, familia y comunidad donde nos desarrollamos. Es importante anotar que las familias de las que proceden los estudiantes, en su gran mayoría, presentan o están en riesgo por la masiva propaganda que invita a problemas de violencia intrafamiliar, la cual a su vez es inculcada en los jóvenes educandos.

La insuficiente formación y clarificación de valores humanos, y la débil aplicación de los principios éticos de los estudiantes que se forman en la facultad de enfermería, incide en el desempeño práctico de la salud comunitaria, observándose como causa con mayor peso la educación de la familia y débil o ausente formación ciudadana y disciplinaria de los centros educativos, lo que está influyendo en el bajo rendimiento académico, observándose un mal uso de las TIC's, falta de interés y responsabilidad social para participar en el diagnóstico e intervención de la familia y la comunidad seleccionada de acuerdo a la realidad y afinidad del estudiante, quien debe participar en forma deliberante, democrática, autoevaluarse, autoformarse, aplicando los saberes, demostrando y clarificando sus actitudes y comportamientos con un desarrollo humanístico, solidario, empático, con entusiasmo y gratitud ejerciendo un liderazgo participativo, multiplicador y con fuerte trabajo en equipo, elevando su autoestima y desarrollo como ciudadano eligiendo y clarificando valores como la responsabilidad con pertenencia, amor y respeto y don de servicio a la familia y comunidad intra y extrauniversitaria.

¿Puede la Universidad contribuir al crecimiento ético y de valores de responsabilidad social en los futuros profesionales de enfermería? Este es un gran desafío y que por ende responde a las exigencias y demandas sociales de una sociedad en proceso de perfeccionamiento. Sin embargo, existen vías que bien explotadas pueden conducir al éxito de la tarea, en el aula universitaria y en las actividades extramurales con formación ética ciudadana en la comunidad donde reside. La articulación de ellas conducirá a la formación de un profesional de excelencia; y, ¿Cuáles son esas cualidades que distinguen a un profesional de excelencia? El profesional de excelencia lo definimos como un profesional preparado para vivir y transformar su época, altamente competente, de elevados sentimientos sociales y que se sienta plenamente realizado como persona. Esto supone el desarrollo de capacidades, habilidades y hábitos que hagan posible la solución de problemas profesionales, que le permitan vivir y transformar la realidad actual de su comunidad, país, etc. en beneficio de la humanidad y que satisfaga sus intereses, motivaciones y sentimientos, para lo cual necesita identificarse con un sistema de valores.

Del modelo del profesional propuesto para cada carrera se puede identificar este sistema de valores, aunque la experiencia nos ha indicado que en este modelo prevalece la esfera relacionada con lo profesional, lo que nos lleva a buscar aquellos valores que se necesitan en nuestra época para la esfera social y personal.

Los cuatro pilares de la educación, planteados por la UNESCO, que comprenden: El saber, El saber hacer, El ser y El saber convivir. Subrayan la necesidad insoslayable, de que la formación de valores sea también una tarea de primer orden de la educación y que se convierten de hecho en el sustrato material del trabajo de la Universidad en la actualidad.

INSUFICIENCIAS Y CARENCIA DE VALORES EN LA PRÁCTICA DE INVESTIGACIÓN-ACCIÓN PARTICIPATIVA

La primera preocupación que surge al mirar la Universidad desde la óptica de una sociedad en crisis, como reflejo de un entorno agitado globalizado por severos conflictos laborales y asediado constantemente por los fantasmas de la insuficiente aplicación y clarificación de valores en las acciones investigativas deficientes en atención primaria de salud y que se acentúan en el núcleo familiar, por la deshumanización en la atención con calidad y calidez de las personas y por ende la edificación de contravalores como la deshonestidad, irrespeto ingratitud, egoísmo y débil trabajo en equipo que prevalece en nuestra sociedad.

Según la Unión Europea en el 2001, define a la responsabilidad social como el conjunto de compromisos que constituyen un valor añadido al cumplimiento de las funciones de coordinación, gestión académica e investigativa y de vinculación para lograr elevar la satisfacción de las necesidades biopsicosociales y espirituales, constituyendo una oportunidad de diferenciación y un factor de competitividad para el desarrollo humanístico, científico y tecnológico de la comunidad.

Responsabilidad social es el compromiso consciente y congruente de cumplir integralmente con la finalidad de la institución, tanto en lo interno como en lo externo, considerando las expectativas económicas, sociales y ambientales de todos sus participantes, demostrando respeto por las personas, familia y colectividad, sus principios, valores éticos, de la comunidad y su medio ambiente, contribuyendo así a la constitución del bien comunitario.

La responsabilidad social, según Juan Felipe Cajiga, lleva a la actuación consciente, deliberante y comprometida de un mejoramiento continuo y consistente, que permite a la institución generar valor agregado para todos sus usuarios y con ello ser sustentablemente competitiva o competitivo.

Por lo tanto, destacamos la importancia de la obra que usted señor lector tiene en sus manos, puesto que autoevalúa la responsabilidad de las actuaciones intra y extra-universitarias respondiendo ante la sociedad en general y ante algunos grupos en específico; entonces la responsabilidad social, que clarifica valor, es la capacidad de entender y dar respuesta al conjunto de solicitudes de los diversos grupos satisfaciendo las necesidades biopsicosociales y del entorno.

Como consecuencia, según estudios realizados en la ciudad de México, un número creciente de instituciones con emprendimiento perciben que la responsabilidad social es un tema que no está restringido solamente a las acciones sociales o ambientales desarrolladas por la organización en la comunidad, sino que implica también el diálogo, la interacción con el sector laboral y educativo.

Se es sociablemente responsable cuando se asume la participación ciudadanía como parte de sus propósitos y acciones que benefician a sus negocios, impactando positivamente a sus comunidades en las que opera.

Cuando el ser humano, a pesar de su formación en valores, no logra clarificar sus metas y estas se tornan confusas y no puede darle un sentido a su vida, por ausencia de una labor en proyecto de salud comunitaria que los llene de vida, superando el vacío existencial que le ocasiona depresión, devaluación, minusvalía, pérdida de interés por mejorar su estilo de vida, angustia, alteración de su estado de ánimo, trastornos psicosociales, alteración de sus relaciones interpersonales y poco a poco su incapacidad de reconocer sus aciertos y limitaciones, lo llevarán a una vida solitaria, inútil e insignificante.

RESPONSABILIDAD SOCIAL EN LOS ESTUDIANTES DE ENFERMERÍA DE LA UNIVERSIDAD LAICA ELOY ALFARO DE MANABÍ

La formación de valores en los estudiantes es una prioridad, ya que constituye el complemento necesario para el desarrollo de competencias profesionales que abarcan no solamente aspectos relacionados con el conocimiento por el profesional del campo del saber de su especialidad concreta, sino también de un desarrollo de aquellos elementos relacionados con su vida afectiva y volitiva que intervienen en la formación de su personalidad y que lo preparan para afrontar los nuevos retos científico-tecnológicos de una forma más flexible y autónoma (Molina, 2005 p. 79).

La Facultad de Enfermería de la Uleam se ha esforzado en la formación de recursos humanos con un elevado nivel de desarrollo de valores morales, enmarcado en un proceso social que permite formar un profesional responsable y con un elevado desarrollo del sentido del deber.

Los estudiantes se forman en un ambiente en el que interactúan con condiciones que tienen que asumir con alto grado de responsabilidad, que a su vez lleva al cumplimiento exitoso de sus deberes. (Mena Mujica, 2007).

En el marco del Nuevo Programa de Formación de Enfermeros/as se pretende formar un profesional acorde con las necesidades sociales, una enfermera con competencias profesionales y humanísticas que den solución a los problemas de salud de los grupos más necesitados. En consecuencia, no se concibe un proceso educativo centrado únicamente en la adquisición de conocimientos, todos los niveles de enseñanza deben tributar a la formación de ciudadanos éticos y responsables, que los comprometan a la transformación del mundo actual, a partir de su crecimiento como seres humanos. González Alfayete ha expresado que "...la preocupación por los valores es algo latente en todos los sistemas educativos internacionales...", y que "se advierte una preocupación generalizada por fomentar una postura ética de actuación." (González, 1995)

Este programa de formación de recursos humanos en salud pública se sustenta en los conceptos pedagógicos más avanzados donde el proceso de enseñanza-aprendizaje se privilegia el papel del estudiante con el apoyo de las nuevas tecnologías, la integración interdisciplinaria y transdisciplinaria y la vinculación básica, clínica e investigativa, desde el inicio de los estudios. Sirven también como sustentos pedagógicos para la investigación formativa y la inserción comunitaria. (Domínguez A.,1999). A la preparación académica de los estudiantes se suma el desarrollo de habilidades y capacidades, donde se utilizan técnicas educativas novedosas y se promueven actividades de investigación que facilitan que los pasantes y extensionistas formados por este programa sean portadores de elevados valores éticos, humanísticos, solidarios y científico técnico, que les permitirán transformar la situación de salud en correspondencia con las necesidades sociales actuales. El éxito de este programa requiere de un estudiante con un sistema de práctica de participación social bien establecido, como ejes transversales reconocidos por su papel protagónico, lo cual implica auto responsabilidad, auto instrucción en el proceso de aprendizaje.

La responsabilidad social es la tendencia de la personalidad a actuar en correspondencia con el sentido del deber ante sí mismo y ante la sociedad como una necesidad interna, que es fuente de vivencias positivas y se realiza independientemente de la obligación externa, a partir de la comprensión de su necesidad. Implica el compromiso con la calidad en el cumplimiento de las tareas, vencer los obstáculos para llevarlos a sus últimas consecuencias, así como la disposición de responder por sus actos (Mena Mujica, 2007).

La formación de valores, y dentro de ellos la responsabilidad social, constituye hoy un proceso básico en la formación de un profesional acorde con las necesidades sociales, biológicas y espirituales. No se concibe a un estudiante irresponsable incorporado a un proceso formativo en el que la responsabilidad debe estar presente en cada una de las actividades y tareas diarias a través de un proyecto que integre actividades investigativas académicas y de extensión universitaria. La formación de valores en los estudiantes se convierte entonces en tarea de primer orden para todos los involucrados, que de una manera u otra contribuyen de forma protagónica a educarlos e instruirlos en principios que los lleven a ejercer con solidaridad, responsabilidad, honestidad, altruismo, lealtad, orden, paz, colectivismo y justicia; de manera que se conviertan en profesionales con toda una gama de saberes y aprenderes y áreas de conocimientos incorporados, que no abarquen solamente el ámbito curricular o profesional, sino que de manera integral preparen al futuro profesional con una profunda identidad política y humana. No puede un estudiante incorporarse sino tiene experiencia laboral con una intervención continua y sistemática donde se clarifiquen valores con participación del sector laboral, de lo contrario se tendrá un nivel académico con baja cultura investigativa, derivado de conductas de equipos y directivos irresponsables, pues serán egresados que tendrán un día sobre sus hombros la salud de su pueblo y dar respuestas a los problemas del plan nacional del buen vivir - PNBV.

PROBLEMAS DEL PLAN NACIONAL DEL BUEN VIVIR

- Modelo de atención integral de salud familiar comunitario e intercultural (MAIS-FCI), en territorio que requiere ampliar calidad y cobertura de los servicios.
- Necesidad de fortalecer el modelo de atención con enfoque de atención preventiva.
- Aplicar la estrategia nacional de planificación familiar y prevención del embarazo en adolescentes en el territorio.
- Programa de alimentación, cuidado infantil con limitada priorización de territorio donde se asientan nacionalidades, y pueblos indígenas y afro ecuatorianos mortalidad infantil y materna.
- Deficiencias en la formación de talento humano.
- Deficiencias nutricionales.
- Limitado conocimiento, capacidades y prácticas de estilos de vida no saludables. Presencia de enfermedades infecto contagiosas.

INSUFICIENCIAS

Se tiene una escasa motivación para el trabajo integrado de acciones académicas, investigativas y de vinculación como eje transversal en el proceso enseñanza-aprendizaje.

En los servicios públicos, autoridades, docentes, estudiantes y empleados están carentes de cultura investigativa y práctica ejemplificadora para dar la debida importancia a los valores y principios de responsabilidad social; tales como, bajos niveles de tutorías por falta de organización de horarios, los proyectos no tienen continuidad por lo que carecen de seguimiento y monitoreo, actos de corrupción académica que se manifiestan en el ejercicio profesional, inexistencia, desconocimiento y/o poca práctica de un comité de bioética, débil aplicación de código de Ética institucional y profesional en las Unidades Académicas, sociedad con débil responsabilidad para el trabajo organizado en equipo inter-multi-transdisciplinaria, débil gestión y coordinación interdepartamental para conseguir presupuesto para proyectos de atención primaria, no se han cumplido satisfactoriamente los logros por débil trabajo integrado en equipo en los campos intra y extrauniversitario, los proyectos en su mayoría se originan del programa de salud pública siguiendo en su orden el programa de investigación necesitando fortalecer un programa integrador de prácticas básicas, pre profesionales y de titulación como eje transversal en los centros de atención ambulatoria y de vinculación con las organizaciones comunitarias, existe bajo grado de compromiso de docentes y estudiantes con el autocuidado de los semejantes y actuaciones autónomas para mejorar el entorno y el de los más necesitados. Es medianamente satisfactorio el conocimiento de la realidad comunitaria y fomento del autocuidado por las cortas e interrumpidas prácticas de salud comunitaria, existe ausencia existencial: violencia e inseguridad en todos los niveles, droga / ITS (Infecciones de Transmisión Sexual) en escolares, adolescentes, escaso diálogo docente-estudiantes, aislamiento parcial, trabajo unilateral, limitada interrelación entre departamentos y unidades académicas, irresponsabilidad en el auto cuidado de la salud-nutrición, semejantes y su entorno, desintegración familiar, violencia intrafamiliar, embarazo precoz.

A continuación, se muestran los resultados de un estudio realizado a estudiantes y docentes de la Facultad de Enfermería, de la Universidad Laica Eloy Alfaro de Manabí:

GRAFITABLA 1: DEFINICIÓN Y GRADO DE IMPORTANCIA DE LA PRÁCTICA DE VINCULACIÓN (2012-2014)

	DOC. 2012	DOC. 2014	EST. 2012	EST. 2014
■ Desconoce la definición de vinculación con la comunidad	67%	55%	40%	29%
■ Conoce la definición de vinculación con la comunidad	33%	45%	60%	71%

Fuente: Encuestas a estudiantes y docentes de Enfermería - Uleam.
Elaborado por: Los autores.

Se puede analizar a través del gráfitabla # 1, que el grado de conocimiento sobre la definición e importancia que se le da a la práctica de vinculación dentro del programa integrador de salud en la atención primaria de salud es mayor en los estudiantes, correspondiendo a un 60 % en comparación con los docentes que es de 33 % en el 2012. A diferencia del año 2014, después de la integración y capacitación multiplicadora de los internos de enfermeria, quienes intervinieron con un incremento al 45 % en los docentes y un 71 % en los estudiantes, requiriendo el apoyo y mayor voluntad política de directivos para fortalecer la vinculación a través del fomento de cultura investigativa con énfasis en acciones de atención primaria a través de cursos de educación continua en prevención de VIH/Sida en el nivel de educación media y primeros años de la Uleam siendo medianamente satisfactorio el sentido de responsabilidad social por falta de continuidad y sostenibilidad de los proyectos ya que finaliza la investigación en cuarto semestre de la salud pública II.

GRAFITABLA 2: DEFINICIÓN DE RESPONSABILIDAD SOCIAL (2012-2014)

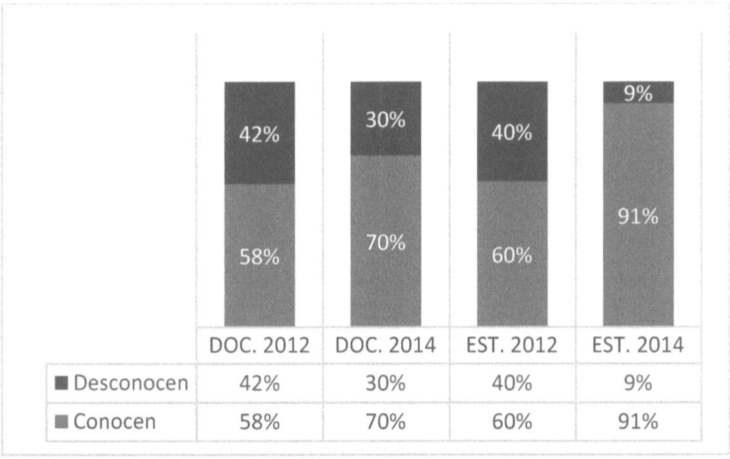

	DOC. 2012	DOC. 2014	EST. 2012	EST. 2014
Desconocen	42%	30%	40%	9%
Conocen	58%	70%	60%	91%

Fuente: Encuestas a estudiantes y docentes de Enfermería - Uleam.
Elaborado por: Los autores.

La grafitabla # 2 demuestra que se desconoce el significado de responsabilidad social universitaria en un 60 % en los estudiantes y 58 % en docentes en el 2012;

diferenciándose en el 2014, que aumenta el grado de conocimiento en los docentes a un 70 % y en estudiantes 91 %. Lo cual se incrementa por la intervención en los cursos de educación continua y de servicios con las organizaciones comunitarias como acciones de intervención en los proyectos socioeducativos del programa de adulto mayor con participación de enfermeras líderes de servicios ambulatorios y club de adultos mayores en los cantones de Jaramijó, Montecristi, y en Funteman.

GRAFITABLA 3: DISTRIBUCIÓN DE ESTUDIANTES QUE PARTICIPARON EN DIAGNÓSTICO E INTERVENCIÓN DE ENFERMERÍA EN APS (2012-2014)

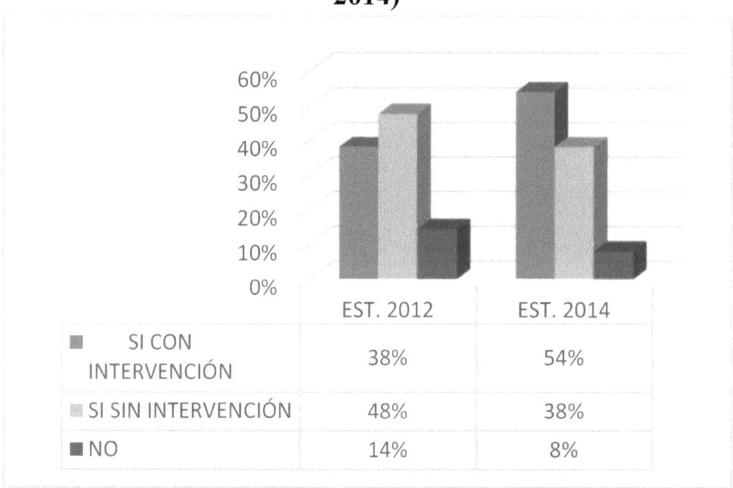

	EST. 2012	EST. 2014
SI CON INTERVENCIÓN	38%	54%
SI SIN INTERVENCIÓN	48%	38%
NO	14%	8%

Fuente: Encuestas a estudiantes y docentes de Enfermería - Uleam.
Elaborado por: Los autores.

El gráfico # 3 demuestra que, en el 2012 el 38 % de los estudiantes ha realizado diagnóstico de la situación de salud previa a intervenciones de atención en salud y nutrición sobre estilos de vida saludables mediante aplicación de ficha de autodiagnóstico familiar del MSP en los centros de vinculación y organizaciones comunitarias seleccionadas. En el 2014, aumenta a 54 % debido al incremento de créditos y carga horaria para vinculación e incorporación de los estudiantes de octavo y noveno semestre en prácticas integradas de educación continua en el 2013. Así mismo, se presentaron grupos que realizan dx sin intervención de enfermería por la sobrecarga de horas teóricas correspondiendo al 48 % en el 2012 y 38 % en el 2014, lo que es poco satisfactorio. Un pequeño porcentaje de estudiantes no realizan diagnóstico y corresponden a 14 % en el 2012 y 8 % en el 2014 lo que se atribuye a estudiantes que han aprobado la Salud Pública en las extensiones de los cantones Chone, Bahía y El Carmen.

GRAFITABLA 4: NÚMERO DE PROYECTOS DE APS INTERVENIDOS DURANTE EL TRANSCURSO DE LA VIDA ESTUDIANTIL (2012-2014)

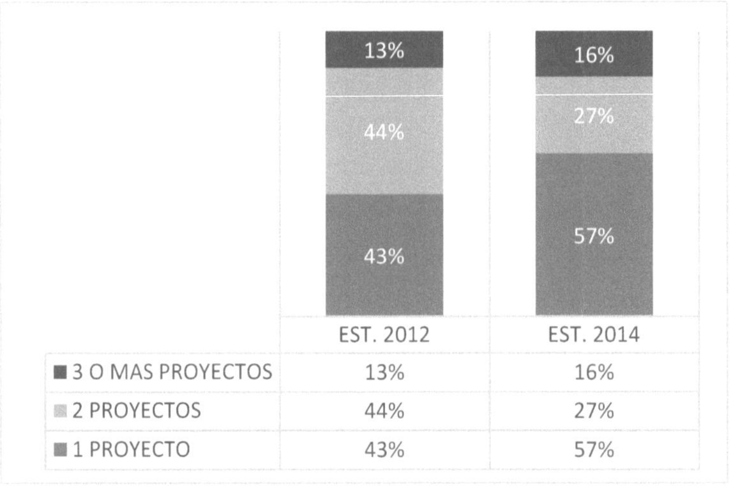

	EST. 2012	EST. 2014
■ 3 O MAS PROYECTOS	13%	16%
▧ 2 PROYECTOS	44%	27%
■ 1 PROYECTO	43%	57%

Fuente: Encuestas a estudiantes y docentes de Enfermería - Uleam.
Elaborado por: Los autores.

La grafitabla # 4 nos indica que en el 2012 el 43 % de estudiantes ha participado en un proyecto, 44 % en dos proyectos y un 13 % en 3 o más proyectos durante su vida estudiantil antes de su trabajo de titulación. Los proyectos mayormente intervenidos y que se destacaron por el trabajo interdisciplinario fueron educación continua sobre fomento de valores y principios de responsabilidad social en la prevención de enfermedades de trasmisión sexual, VIH sida, drogas, bullying, fomento del autocuidado en salud y nutrición, vigilancia de bares escolares en centros educativos en niños y adolescentes, prevención de enfermedades prevalentes en los adultos mayores, prevención del dengue. En el 2014, el 57 % ha programado, ejecutado y evaluado al menos un proyecto, el 27 % en 2 proyectos y el 16 % 3 proyectos o más.

GRAFITABLA 5: GRADO DE CUMPLIMIENTO DE LOS ESTUDIANTES EN EL PROCESO INVESTIGATIVO DE LA PRÁCTICA DE VINCULACIÓN EN APS (2012-2014)

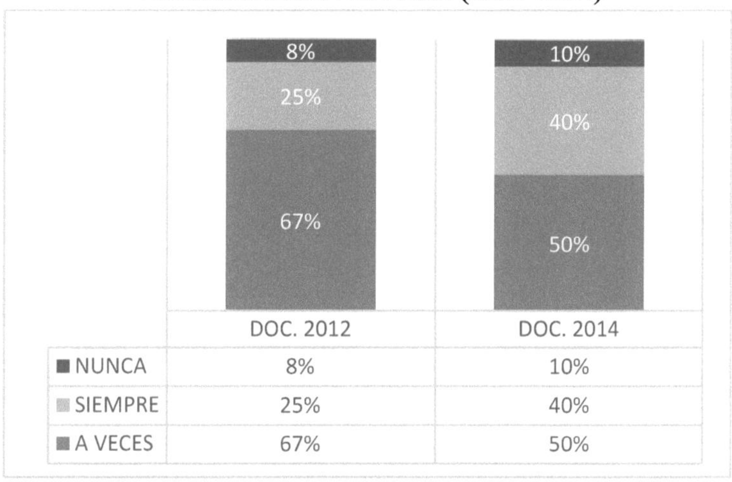

	DOC. 2012	DOC. 2014
■ NUNCA	8%	10%
▨ SIEMPRE	25%	40%
■ A VECES	67%	50%

Fuente: Encuestas a estudiantes y docentes de Enfermería - Uleam.
Elaborado por: Los autores.

La grafitabla # 5 demuestra que en el 2012 los docentes opinan que el 67 % de los estudiantes a veces cumplen con el proceso investigativo e intervienen con responsabilidad en las funciones de atención primaria, mientras que el 25 % lo cumple siempre y participan con responsabilidad en la planificación, ejecución y evaluación de los proyectos, y un 8 % dice que nunca. Mientras que en el 2014 un 40 % refieren que cumplen siempre, un 50 % a veces y un 10 % nunca. Lo que denota que debe existir mayor tiempo de acompañamiento con tutores laborales y académicos, y continuar con los mismos proyectos del nivel de formación básica e investigación-acción en la práctica pre-profesional, considerando la práctica integradora en enfermería comunitaria o salud pública como eje transversal del curriculum.

GRAFITABLA 6: SATISFACCIÓN POR EL LUGAR DE PRÁCTICAS Y PARTICIPACIÓN EN PROYECTO DE VINCULACIÓN EN APS (2012-2014)

	EST. 2012	EST. 2014
2. POCO ADECUADO	6%	10%
1. NADA ADECUADO	8%	8%
3. ADECUADO	33%	35%
4. TOTALMENTE ADECUADO	52%	48%

Fuente: Encuestas a estudiantes y docentes de Enfermería - Uleam.
Elaborado por: Los autores.

La grafitabla 6 demuestra que en el 2012 el 52 % de los estudiantes opina que los lugares de práctica están totalmente adecuados, un 33 % adecuado, un 6 % poco adecuado y un 8 % nada adecuado. A diferencia del 2014, donde el 48 % de los estudiantes catalogaron que la participación y el lugar seleccionado para la práctica es totalmente adecuado. El 35 % lo considera poco adecuado, el 18 % nada adecuado, lo que concuerda con que la mayor parte de los estudiantes aumenta su nivel de satisfacción cuando seleccionan el lugar y el tema del proyecto de acuerdo a su afinidad con la asignatura de metodología de la investigación, salud y nutrición en el primer año que se capacitan y en el segundo año intervienen con la investigación acción en el programa de desarrollo comunitario con visitas domiciliarias de promoción y de seguimiento de vigilancia de las enfermedades prevalentes en los grupos de riesgos y de acuerdo a su afinidad para su especialidad.

GRAFITABLA 7: GRADO DE INTERÉS DE PROFESIONALES DE ENFERMERÍA EN LOS PROYECTOS APS CON ORGANIZACIONES COMUNITARIAS (2012-2014)

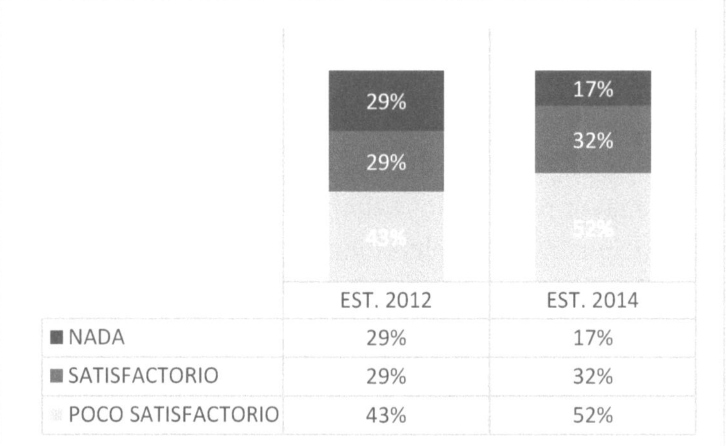

	EST. 2012	EST. 2014
■ NADA	29%	17%
■ SATISFACTORIO	29%	32%
POCO SATISFACTORIO	43%	52%

Fuente: Encuestas a estudiantes y docentes de Enfermería - Uleam.
Elaborado por: Los autores.

La grafitabla # 7 indica que en el año 2012 el 43 % de los estudiantes piensa que es poco satisfactoria la colaboración e interés de los profesionales de enfermería para la realización de las tareas científicas de los proyectos de atención primaria con las organizaciones comunitarias. Mientras que el 29 % dice que es medianamente satisfactorio; y en similares resultados refieren que nunca demuestran interés y colaboración especialmente en la fase de educación continua y evaluación del proyecto por la falta de personal en los centros de salud, por lo que descuidan las tareas científicas de los proyectos de vinculación en los centros educativos y organizaciones comunitarias. En el 2014, de igual manera son poco satisfactorias en un 52 %, medianamente satisfactoria 32 % y nada satisfactoria un 17 %.

GRAFITABLA 8: INTERÉS E INICIATIVA DE LOS ESTUDIANTES EN LA PRÁCTICA DE VINCULACIÓN EN APS SEGÚN OPINIÓN DE DOCENTES (2012-2014)

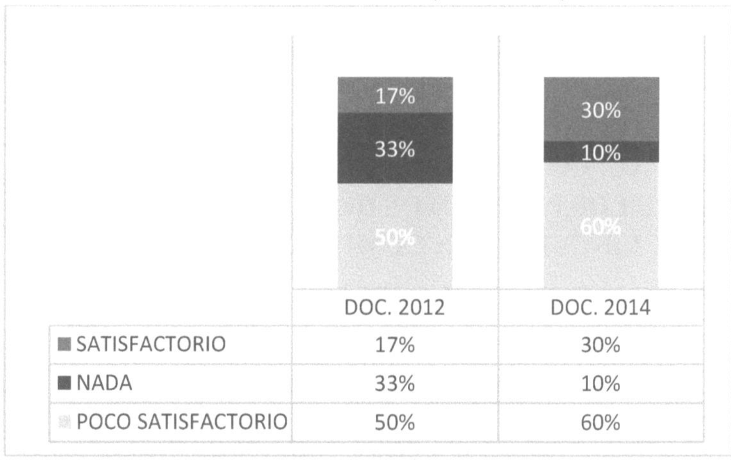

	DOC. 2012	DOC. 2014
■ SATISFACTORIO	17%	30%
■ NADA	33%	10%
▓ POCO SATISFACTORIO	50%	60%

Fuente: Encuestas a estudiantes y docentes de Enfermería - Uleam.
Elaborado por: Los autores.

La grafitabla 8 demuestra que el 50 % de los docentes opinan que es poco satisfactorio el nivel de responsabilidad social en los estudiantes ya que se observa poca iniciativa e interés, el 17 % de los docentes refieren que siempre se observa interés, especialmente en los líderes de proyectos, y el 33 % considera que el interés e iniciativa de los estudiantes es nada satisfactorio en el desarrollo de las prácticas de investigación-acción de la salud comunitaria. Diferenciándose del 2014, que corresponde a un 60 %, poco satisfactorio y 30 % medianamente satisfactorio y que lo representan los líderes de equipos de intervención en los proyectos participativos de Vigilancia Epidemiológica en prevención del Dengue y mejoramiento del medio ambiente y que son los que tienen una mayor experiencia y logros de aprendizaje y un 10 % nunca participan.

GRAFITABLA 9: GRADO DE INFORMACIÓN Y CAPACITACIÓN IMPARTIDA POR EL DOCENTE SOBRE LOS PROYECTOS DE APS EN LOS CENTROS DE VINCULACIÓN COMUNITARIA (2012-2014)

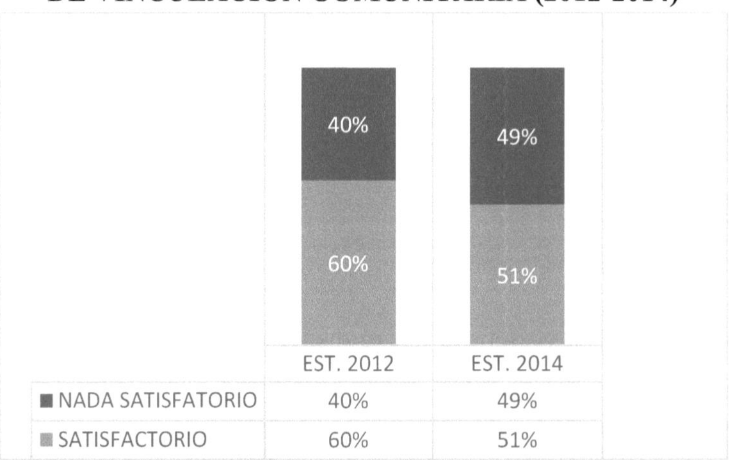

	EST. 2012	EST. 2014
■ NADA SATISFATORIO	40%	49%
▨ SATISFACTORIO	60%	51%

Fuente: Encuestas a estudiantes y docentes de Enfermería - Uleam.
Elaborado por: Los autores.

Según el cuadro y gráfico # 9, el 60 % de la población estudiantil piensa que la información de tutores académicos sobre la vinculación en la salud comunitaria si fue satisfactoria para su práctica, el 40 % indica que fue nada satisfactoria por falta de equipos de docentes asignados a la práctica de vinculación. En el 2014, el 49 % dice que fue medianamente satisfactorio, necesitando capacitaciones sistemáticas y tutorías de acompañamiento de docentes en la práctica investigativa y de vinculación considerando la responsabilidad social universitaria y principios bioéticos en la formación básica y clarificada en todos los involucrados en el proceso, los estudiantes indicaron que esta práctica es deliberante, se auto instruyen y se aprende mucho más que en la teoría y que la práctica es corta y falta tiempo y financiamiento para reforzar con información y perfeccionar continuamente los proyectos integradores que ayudan a la formación de las competencias genéricas y al desarrollo del trabajo inter y multidisciplinario.

GRAFITABLA 10: INVESTIGACIÓN Y VINCULACIÓN EN APS IMPARTIDA POR DOCENTES A SUS ESTUDIANTES DE ENFERMERÍA (2012-2014)

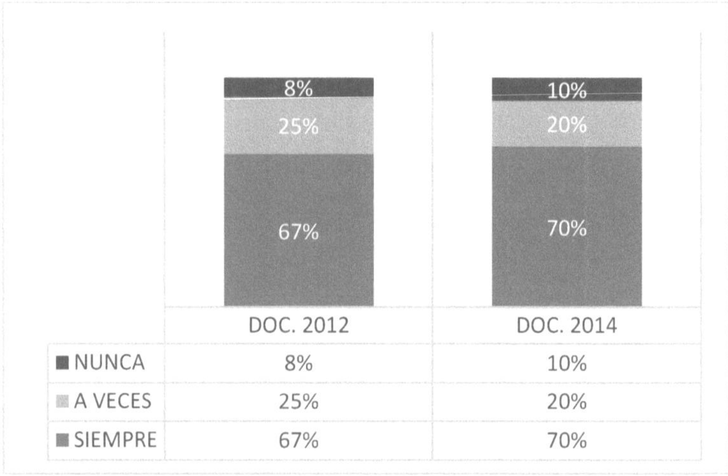

	DOC. 2012	DOC. 2014
■ NUNCA	8%	10%
▨ A VECES	25%	20%
■ SIEMPRE	67%	70%

Fuente: Encuestas a estudiantes y docentes de Enfermería - Uleam.
Elaborado por: Los autores.

La grafitabla 10 demuestra que, en el 2012 el 67 % de los docentes indica que siempre promueven la vinculación en la práctica integrada de Enfermería en Salud Comunitaria, el 25 % la promueve a veces, y el 8 % nunca la promueve. En el 2014, continúan los proyectos de atención primaria de los programas de Investigación y Salud Pública o Enfermería Comunitaria que iniciaron en el 2012, observando que no existe un aumento significativo para el 2014 por la falta de gestión para conseguir presupuesto y dar continuidad y sostenibilidad a proyectos de atención primaria.

GRAFITABLA 11: GRADO DE CONOCIMIENTO ESTUDIANTIL Y DOCENTE SOBRE EXIGENCIAS DE LA LEY ORGÁNICA DE EDUCACIÓN SUPERIOR EN CUANTO A VINCULACIÓN EN APS (2012-2014)

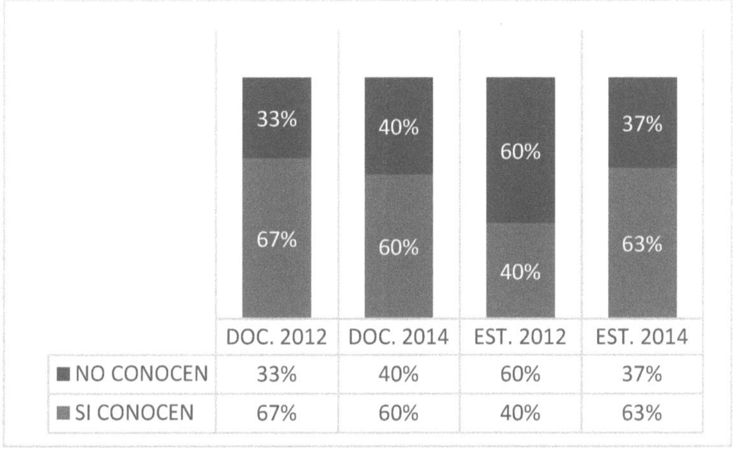

	DOC. 2012	DOC. 2014	EST. 2012	EST. 2014
■ NO CONOCEN	33%	40%	60%	37%
■ SI CONOCEN	67%	60%	40%	63%

Fuente: Encuestas a estudiantes y docentes de Enfermería - Uleam.
Elaborado por: Los autores.

En el cuadro y gráfico # 11 podemos comparar que los estudiantes en un gran porcentaje (60 %) no conocen sobre la Ley Orgánica de Educación Superior en cuanto a vinculación comunitaria, contrastando con los docentes, los cuales indican en un 67 % que si conocen dicha ley, pero no se aplican por la falta de disponibilidad de financiamiento y tiempo asignado en horarios. En el 2014, el 40 % no conoce y el 60% si conoce, esto se da por el aumento de docentes en la facultad, ya que se capacitó al 90 % sobre los reglamentos, programas y proyectos de vinculación en el 2012 y 2013.

GRAFITABLA 12: CONOCE QUE LAS PRÁCTICAS DE VINCULACIÓN COMUNITARIA SON UN REQUISITO PARA OBTENER EL TÍTULO PROFESIONAL (2012-2014)

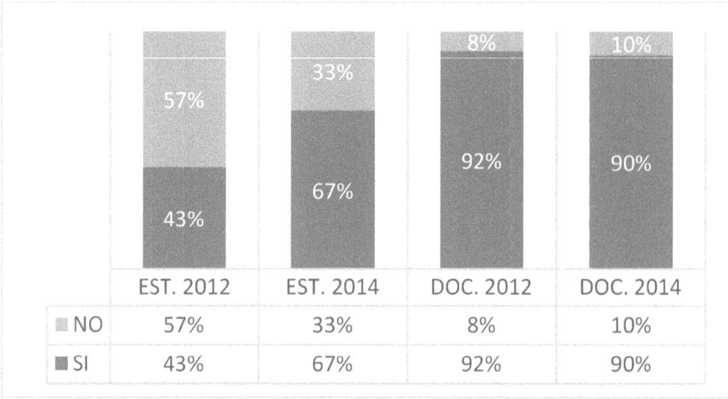

	EST. 2012	EST. 2014	DOC. 2012	DOC. 2014
NO	57%	33%	8%	10%
SI	43%	67%	92%	90%

Fuente: Encuestas a estudiantes y docentes de Enfermería - Uleam.
Elaborado por: Los autores.

En la grafitabla # 12 se observa que el 92 % de los docentes en el 2012 y 90% en el 2014 conoce que las prácticas de vinculación comunitaria si son un requisito para la obtención del título profesional. Mientras que el 57 % los estudiantes en el 2012 no sabían que era requisito, y solo consideraban que eran necesarias para acreditar la práctica investigativa en la salud y desarrollo comunitario. Después de las capacitaciones sobre responsabilidad social universitaria y elaboración de los proyectos socioeducativos con marco lógico, su consideración aumentó a un 67 % en el 2014.

GRAFITABLA 13: DISTRIBUCIÓN DE LA POBLACIÓN ESTUDIANTIL Y DOCENTE SEGÚN ASIGNATURAS RELACIONADAS CON LA VINCULACIÓN COMUNITARIA EN APS (2012-2014)

	EST. 2012	EST. 2014	DOC. 2012	DOC. 2014
■ NUTRICIÓN	1%	1%	0%	0%
■ ENFERMERÍA	6%	2%	8%	10%
■ ADMINISTRACIÓN	8%	5%	8%	10%
■ INVESTIGACIÓN	16%	22%	17%	15%
■ SALUD PUBLICA	69%	70%	67%	65%

Fuente: Encuestas a estudiantes y docentes de Enfermería - Uleam.
Elaborado por: Los autores.

En esta grafitabla 13 se observa que, en el año 2012 el 69 % de los estudiantes indica que la asignatura de salud pública es el programa que ha coordinado los proyectos de atención primaria por estar mayormente relacionado con la vinculación comunitaria, siguiendo en su orden la cátedra de investigación con un 16 %, administración y enfermería el 8 %. En el caso de los docentes, podemos observar que el 8 % refieren que son las asignaturas de enfermería y administración y el 67 % de los docentes que es con la cátedra de salud pública. Siendo los estudiantes los que opinan en un 70 % en el 2014 que los proyectos han sido mayormente coordinados con el programa de salud pública y línea de vinculación de la atención en salud comunitaria.

GRAFITABLA 14: GRADO DE RESPONSABILIDAD SOCIAL EN LA PRÁCTICA INVESTIGATIVA DE APS (2012-2014)

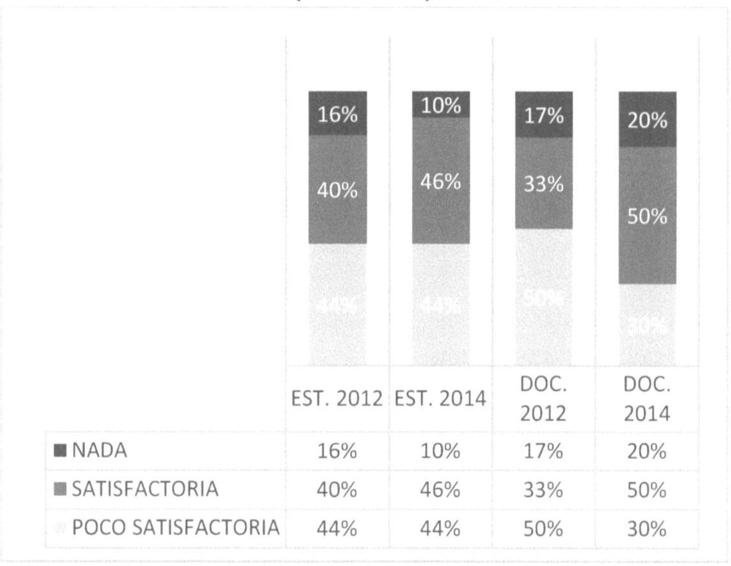

	EST. 2012	EST. 2014	DOC. 2012	DOC. 2014
■ NADA	16%	10%	17%	20%
■ SATISFACTORIA	40%	46%	33%	50%
POCO SATISFACTORIA	44%	44%	50%	30%

Fuente: Encuestas a estudiantes y docentes de Enfermería - Uleam.
Elaborado por: Los autores.

La grafitabla 14 presenta el grado de responsabilidad social en el 2012: según docentes es medianamente satisfactoria la responsabilidad social con un 33 %, mientras que los estudiantes se pronuncian en un 40 %. En el 2014 los docentes opinan en un 50 % que es medianamente satisfactoria, mientras los estudiantes un 46 %. En el 2012, el 50 % de docentes opinan que la responsabilidad es poco satisfactoria en los estudiantes; mientras que en el 2012 y 2014 el 44 % de los estudiantes indican que las prácticas son poco satisfactorias en la responsabilidad social por la falta de apoyo económico y corresponsabilidad de involucrados, como son las autoridades universitarias por falta de motivación y compromiso social para la formación básica de los estudiantes a fin de aprender haciendo con la investigación - acción a través de un proyecto participativo y colaborativo con enfermeras de los servicios y líderes comunitarios, lo cual conlleva a lograr aprendizajes significativos.

GRAFITABLA 15: RELACIÓN DE CONOCIMIENTOS TEÓRICOS CON LAS PRÁCTICAS DE INVESTIGACIÓN - ACCIÓN EN ESTUDIANTES EN APS (2012-2014)

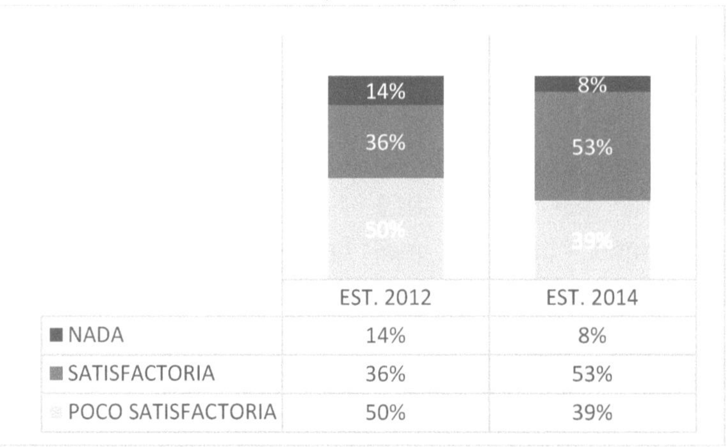

	EST. 2012	EST. 2014
■ NADA	14%	8%
■ SATISFACTORIA	36%	53%
POCO SATISFACTORIA	50%	39%

Fuente: Encuestas a estudiantes y docentes de Enfermería - Uleam.
Elaborado por: Los autores.

La grafitabla 15 muestra que en el 2012 el 50 % de los estudiantes indican que es poco satisfactoria la integración de los conocimientos teóricos con las prácticas de investigación-acción y el 39 % en el 2014. En el 2012, un 36 % también considera que la vinculación entre la teoría y la práctica es satisfactoria por la débil integración de programas, y en el 2014 el 53 % opina lo mismo, aumento que se debe a la acreditación de programas integrados de Enfermería Básica, Clínica y Epidemiológica. Lo óptimo sería si con la práctica investigativa de la responsabilidad social en enfermería en servicios de atención primaria siguiera con seguimiento y vigilancia continua y sistemática para el perfeccionamiento de los proyectos con un programa de investigación en salud pública durante todo el proceso de formación pre profesional integrada con la titulación.

GRAFITABLA 16: LOS DOCENTES A TRAVÉS DE PASANTIAS MOTIVAN LA INTEGRACIÓN CON LA INTERVENCIÓN EXTRAMURAL (2012-2014)

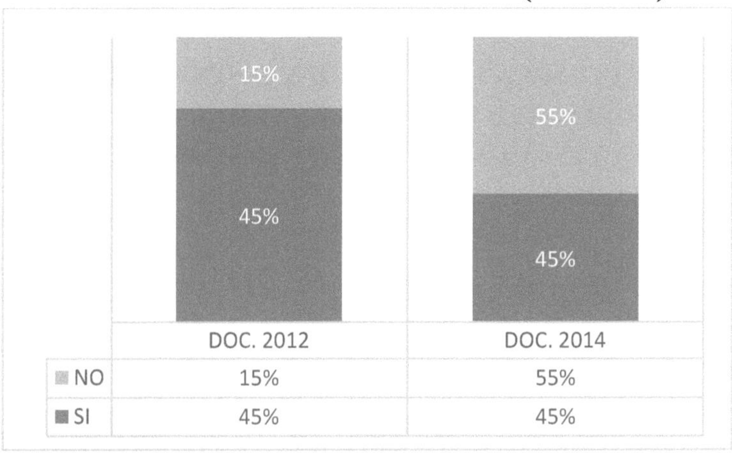

	DOC. 2012	DOC. 2014
NO	15%	55%
SI	45%	45%

Fuente: Encuestas a estudiantes y docentes de Enfermería - Uleam.
Elaborado por: Los autores.

La grafitabla 16 demuestra que en el 2012 el 15 % de los docentes opinaron que durante las supervisiones a los pasantes de enfermería de centros ambulatorios no se vincularon con los equipos investigativos interdisciplinarios de estudiantes de tercer y cuarto semestre quienes realizaban proyectos de atención primaria de salud con los programas de práctica integrada de Enfermería Comunitaria y Clínica en centros educativos, clubes de adultos mayores y adolescentes. Aumentando a un 55 % en el 2014 por la falta de cumplimiento e insuficiencias en los niveles de motivación para el fomento de una práctica integradora de trabajo en equipo tanto de docentes y estudiantes para clarificar aprenderes y saberes académicos, investigativos con responsabilidad social universitaria.

GRAFITABLA 17: ACTITUD Y DISCIPLINA EN ESTUDIANTES DURANTE LAS PRÁCTICAS DE VINCULACIÓN EN APS (2012-2014)

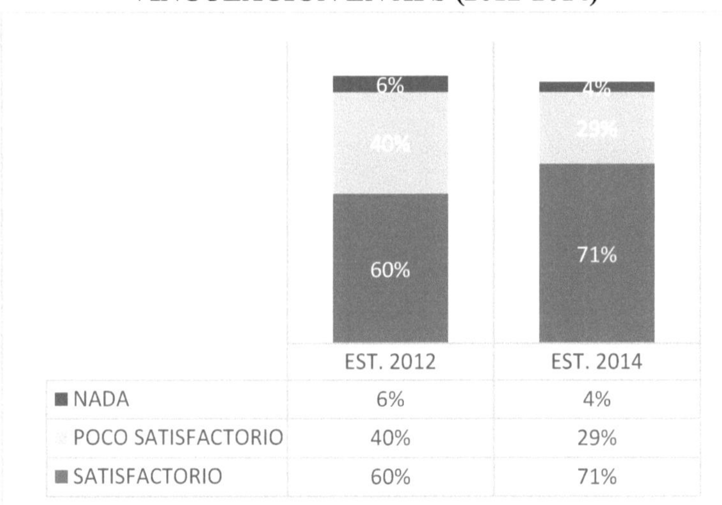

	EST. 2012	EST. 2014
■ NADA	6%	4%
POCO SATISFACTORIO	40%	29%
■ SATISFACTORIO	60%	71%

Fuente: Encuestas a estudiantes y docentes de Enfermería - Uleam.
Elaborado por: Los autores.

La grafitabla # 17 indica que los estudiantes en su autoevaluación consideraron que el 60 % del trabajo en equipo fue satisfactorio en la investigación - acción de los proyectos de atención primaria de salud en el periodo 2012-2013. Un 40 % lo calificó como poco satisfactorio, ya que mayormente trabajaron 2 o 3 de los cinco estudiantes que integraban los equipos, disminuyendo a 29 % en el 2014, y un 4 % nada satisfactorio.

GRAFITABLA 18: GRADO DE COMPROMISO CON EL AUTOCUIDADO DE LOS SEMEJANTES Y EL ENTORNO (2014)

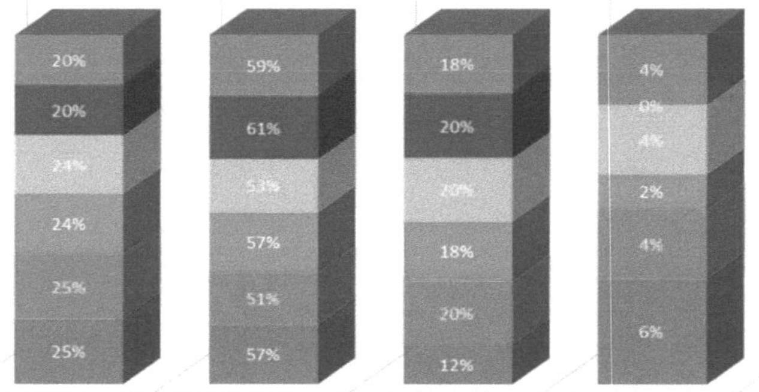

	1. TOTALMENTE SATISFACTORIO	2. SATISFACTORIO	3. POCO SATISFACTORIO	4. NADA SATISFACTORIO
Recibido más de lo que yo les he dado	20%	59%	18%	4%
Capacidad de servicio con personas necesitadas	20%	61%	20%	0%
Aportar mi tiempo para ayudar a otras personas.	24%	53%	20%	4%
Practicar con organizaciones comunitarias de grupos vulnerables.	24%	57%	18%	2%
Respeto a la dignidad de la persona	25%	51%	20%	4%
Alegría y satisfacción que produce darse a los demás.	25%	57%	12%	6%

Fuente: Encuestas a estudiantes y docentes de Enfermería - Uleam.

Elaborado por: Los autores.

GRAFITABLA 19: FORMACIÓN DE LA RESPONSABILIDAD SOCIAL Y AUTONOMÍA PARA MEJORAR MI ENTORNO (2012-2014)

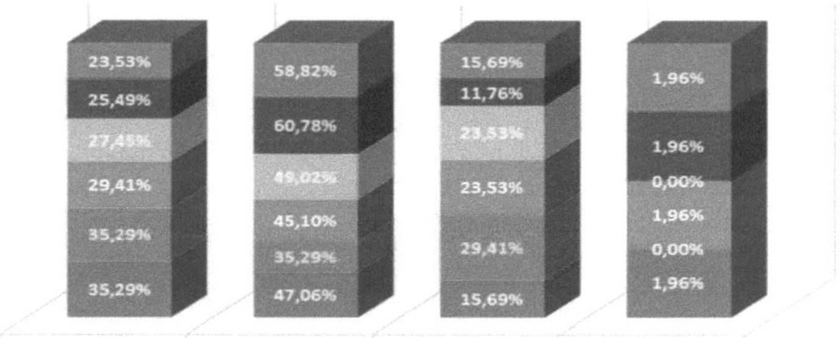

	1. TOTALMENTE SATISFACTORIO	2. SATISFACTORIO	3. POCO SATISFACTORIO	4. NADA SATISFACTORIO
He cambiado mi idea inicial sobre la responsabilidad social al planteármela en primera persona.	23,53%	58,82%	15,69%	1,96%
Responsabilidad de ser universitario.	25,49%	60,78%	11,76%	1,96%
Hacer algo concreto para cambiar las cosas.	27,45%	49,02%	23,53%	0,00%
No ser indiferente ante lo que les sucede a los demás.	29,41%	45,10%	23,53%	1,96%
Ser parte de la solución de los problemas que afectan a otros.	35,29%	35,29%	29,41%	0,00%
Intentar mejorar mi entorno más cercano.	35,29%	47,06%	15,69%	1,96%

Fuente: Encuestas a estudiantes y docentes de Enfermería - Uleam.
Elaborado por: Los autores.

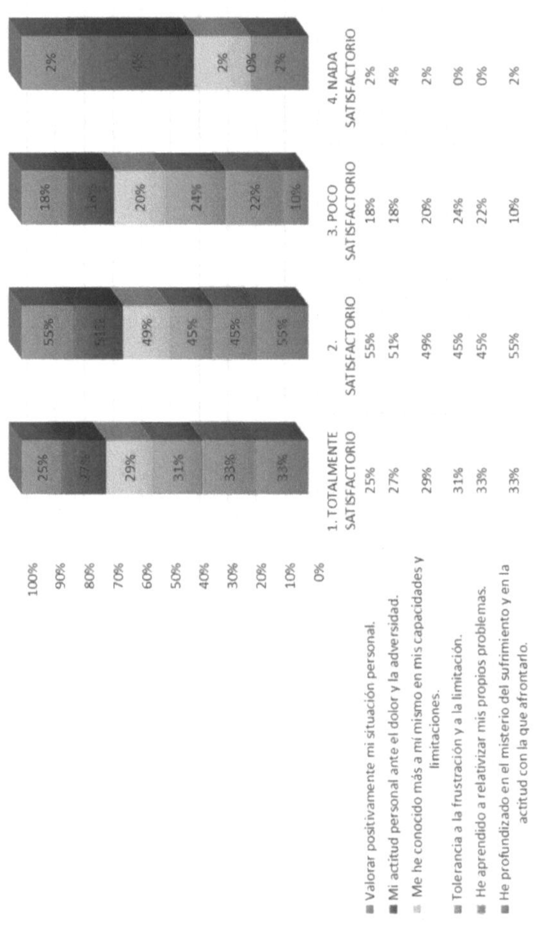

	1. TOTALMENTE SATISFACTORIO	2. SATISFACTORIO	3. POCO SATISFACTORIO	4. NADA SATISFACTORIO
Valorar positivamente mi situación personal.	25%	55%	18%	2%
Mi actitud personal ante el dolor y la adversidad.	27%	51%	18%	4%
Me he conocido más a mí mismo en mis capacidades y limitaciones.	29%	49%	20%	2%
Tolerancia a la frustración y a la limitación.	31%	45%	24%	0%
He aprendido a relativizar mis propios problemas.	33%	45%	22%	0%
He profundizado en el misterio del sufrimiento y en la actitud con la que afrontarlo.	33%	55%	10%	2%

Fuente: Encuestas a estudiantes y docentes de Enfermería - Uleam.

Elaborado por: Los autores.

GRAFITABLA 21: PLANTEAMIENTO DEL EJERCICIO DE LA PROFESIÓN DESDE EL COMPROMISO SOCIAL

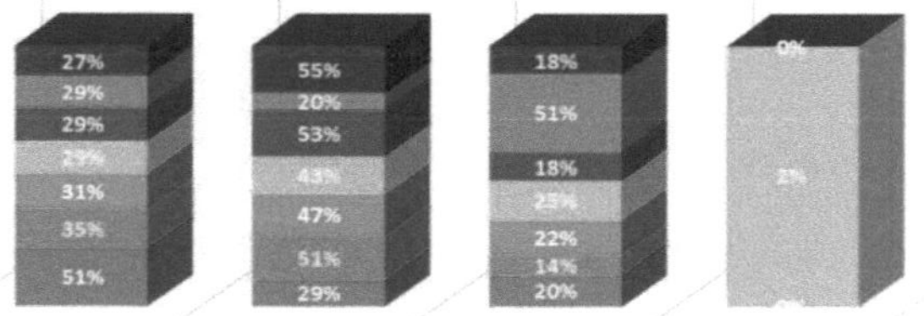

	1. T. DE ACUERDO	2. DE ACUERDO	3. POCO DE ACUERDO	4. NADA DE ACUERDO
Considero que con mi trabajo profesional podré prestar un servicio a los demás.	27%	55%	18%	0%
Conciencia de la necesidad de comprometerme hoy como universitario y mañana como profesional.	29%	20%	51%	0%
Mi realización personal pasa por ser un profesional comprometido con la sociedad.	29%	53%	18%	0%
Mi desempeño profesional ha de estar orientado al bien común.	29%	43%	25%	2%
Considero que práctica de la vinulación de la salud pública, contribuye a mi formación integral como universitario.	31%	47%	22%	0%
Me planteo el ejercicio de mi profesión desde unos principios éticos.	35%	51%	14%	0%
A modo de síntesis, valora tu grado de responsabilidad social como universitario en estos momentos.	51%	29%	20%	0%

Fuente: Encuestas a estudiantes y docentes de Enfermería - Uleam.
Elaborado por: Los autores.

GRAFITABLA 18.- Se demuestra que el 61 % de los estudiantes contestan que es satisfactoria la práctica de acuerdo a la capacidad de servicio con personas necesitadas, el 59 % que ha recibido más de lo que ha dado, y como pocos satisfactorias el aportar mi tiempo para ayudar a otras personas con capacidades especiales, practicar con organizaciones comunitarias de grupos vulnerables, respeto a la dignidad de las personas y la alegría y satisfacción que produce darse a los demás, necesitando aumentar los niveles de satisfacción con la optimización de recursos financieros, humanos, tiempo y acreditación integrada de asignaturas humanísticas y profesionales tomando la vinculación con responsabilidad social como eje transversal para alcanzar las características complementarias de creatividad para alcanzar la excelencia.

GRAFITABLA 19.- Esta tabla demuestra que el 60,78 % de los estudiantes tienen un nivel satisfactorio por la responsabilidad de ser universitario, necesitando elevar los niveles de totalmente satisfactorios en la responsabilidad social en los trabajos inter y multidisciplinarios y realizar acciones concretas para transformar conjuntamente con académicos y no académicos y no seguir siendo indiferentes ante lo que le sucede a los demás por ser parte de la solución de problemas y cómo también contribuir a mejorar la calidad y calidez en la prestación de servicios y entorno en el que se desenvuelve.

GRAFITABLA 20.- Se observan niveles satisfactorios en un 55 % en la valoración *positivamente de mi situación personal* y en *he profundizado en el misterio del sufrimiento y en la actitud con la que afrontarlo.*

GRAFITABLA 21.- Demuestra que un 55 % está de acuerdo o es satisfactoria *que con mi trabajo profesional puedo prestar un servicio a los demás* y un 51 % poco de acuerdo o satisfactorio la conciencia de la necesidad de comprometerse hoy como universitario y mañana como profesional. Un 53 % satisfactorio o de acuerdo en *mi realización personal pasa por ser un profesional comprometido con la sociedad. Mi desempeño profesional ha de estar orientado al bien común* en un 43 % y un 34 % en totalmente de acuerdo o altamente satisfactorio.

CAPÍTULO III

UNA EXPERIENCIA DESDE LA UNIVERSIDAD LAICA ELOY ALFARO DE MANABÍ

MISIÓN Y VISIÓN DE LA UNIVERSIDAD LAICA ELOY ALFARO DE MANABÍ

MISIÓN

La Universidad Laica Eloy Alfaro de Manabí, es una institución de educación superior pública, que tiene como misión la formación de profesionales competentes de grado y posgrado, en diversos campos del conocimiento, fomenta la investigación científica y la innovación tecnológica en estrecha vinculación con la sociedad, al promover, difundir y desarrollar los saberes con una concepción ética, humanista e inclusiva, para aportar al desarrollo socio-económico y cultural de los/las manabitas y ecuatorianos/as.

VISIÓN

La Universidad Laica Eloy Alfaro de Manabí será una institución de educación superior del más alto nivel, referente en la región, con creciente reconocimiento nacional e internacional, que promueve, difunde y genera conocimiento con planteamientos debidamente fundamentados que contribuyen a la solución de los problemas de la región y del país, orientados a disminuir las inequidades existentes, favoreciendo el encuentro de voluntades que permitan edificar una renovada sociedad más justa, solidaria e igualitaria.

PLAN INTEGRADO DE VINCULACIÓN INSTITUCIONAL

MISIÓN Y VISIÓN DEL DEPARTAMENTO DE VINCULACIÓN CON LA SOCIEDAD

El Plan Integrado de Vinculación Institucional con la Sociedad, está en concordancia, con las enunciadas declaraciones de: misión, visión, valores y principios del Departamento de Vinculación con la Colectividad transcritas a continuación.

MISIÓN

El Departamento de Vinculación con la Colectividad de la ULEAM, es un organismo asesor y coordinador de la relación corresponsable entre la institución y la sociedad, con la participación activa de la población para buscar alternativas de solución a sus problemas y promover el Buen Vivir. Su fin es contribuir con la formación de profesionales competentes que se vinculen con las reales demandas de la sociedad y fomenten el arte, la interculturalidad, la ciencia y la tecnología bajo la aplicación de principios éticos y humanistas.

VISIÓN

El Departamento de Vinculación con la Colectividad de la ULEAM, será un organismo reconocido en el ámbito local, provincial, nacional e internacional que vincule con excelencia a la ULEAM con la sociedad, para promover la equidad y el desarrollo cultural, científico, humanista y tecnológico.

El sistema de vinculación con la sociedad, está conformado por las prácticas pre profesionales y pasantías, programas y cursos de educación continua, programas, proyectos de servicios a la comunidad, servicios de promoción cultural y bienestar para el medio externo, guiados por el personal académico, estudiantes y personal administrativo de las diversas unidades académicas, departamentos de coordinación institucional y centros de atención al público de la ULEAM, en el marco de la regulación legal del Sistema de Educación Superior Ecuatoriano y orientados al cumplimiento de los objetivos de desarrollo del Plan Nacional del Buen Vivir.

PRINCIPIOS Y VALORES

- Principio de responsabilidad y compromiso social institucional, evidenciado en aportes al desarrollo sustentable del país.
- Práctica y fomento de la equidad, empatía, solidaridad y cooperación como valores axiales de las relaciones humanas.
- Principio de defensa de los derechos humanos, de la paz y del enfoque de género.

- Principio de organización, participación y concertación como fundamento de la gestión comunitaria.
- Principio de respeto y promoción de la diversidad de los valores éticos y la interculturalidad.

Dentro del Plan Integrado de Vinculación Institucional con la Sociedad el equipo de involucrados se propone:

- Proporcionar asistencia técnica, social, médica, cultural y consultoría especializada en el sector público y privado, que permita promover la cultura y difundir la ciencia, a través de una adecuada extensión y proyección social de la universidad.
- Establecer áreas de cooperación para el desarrollo productivo, social y cultural que permitan ampliar y facilitar la suscripción y seguimiento de convenios y acuerdos interinstitucionales.

- Implementar un plan de formación continua del personal docente a través del Departamento Central de Vinculación con la Colectividad.

El Plan Integrado de Vinculación Institucional con la Sociedad de la ULEAM, asume como propios los siete principios del Sistema de Educación Superior establecidos en la Constitución de la República del Ecuador y la Ley Orgánica de Educación Superior. Esto es, los principios de Autonomía Responsable; Cogobierno; Igualdad de Oportunidades; Calidad; Pertinencia; Integralidad; y, Autodeterminación para la Producción del Pensamiento y Conocimiento en el Marco del Diálogo de Saberes, Pensamiento Universal y Producción Científica Tecnológica Global (Art. 351 de la Constitución 2008 y Art.12 de la LOES).

En relación al Plan Nacional de Desarrollo, el presente Plan se alinea con los 12 objetivos nacionales para el Buen Vivir, a saber:

- Objetivo 1. Consolidar el Estado democrático y la construcción del poder popular.

- Objetivo 2. Auspiciar la igualdad, la cohesión, la inclusión y la equidad social y territorial en la diversidad.

- Objetivo 3. Mejorar la calidad de vida de la población.

- Objetivo 4. Fortalecer las capacidades y potencialidades de la ciudadanía.

- Objetivo 5. Construir espacios de encuentro común y fortalecer la identidad nacional, las identidades diversas, la plurinacionalidad y la interculturalidad.

- Objetivo 6. Consolidar la transformación de la justicia y fortalecer la seguridad integral, en estricto respeto a los derechos humanos.

- Objetivo 7. Garantizar los derechos de la naturaleza y promover la sostenibilidad ambiental, territorial y global.

- Objetivo 8. Consolidar el sistema económico social y solidario de forma sostenible.

- Objetivo 9. Garantizar el trabajo digno en todas sus formas.

- Objetivo 10. Impulsar la transformación de la matriz productiva.

- Objetivo 11. Asegurar la soberanía y eficiencia de los sectores estratégicos para la transformación industrial y tecnológica.

Objetivo 12. Garantizar la soberanía y la paz, profundizar la inserción estratégica en el mundo y la integración latinoamericana.

MISIÓN Y VISIÓN DE LA FACULTAD DE ENFERMERÍA

MISIÓN

La Facultad de Enfermería de la Universidad Laica Eloy Alfaro de Manabí orienta sus esfuerzos en función de formar profesionales competentes en enfermería, preparados en el cuidado integral y la gestión de servicios de excelencia en la salud, impulsando la investigación científica, la innovación tecnológica y la promoción de vida saludable, en correspondencia con las necesidades de la sociedad, al difundir y desarrollar los saberes con una concepción ética, humanista e inclusiva, con responsabilidad social en los estudiantes y graduados; a partir de potencialidades que brindan las actividades académicas, investigativas y extensionistas del entorno universitario, las entidades empleadoras y la comunidad, contribuyendo al desarrollo socio - económico, a la cultura y a la consecución del Buen Vivir de los manabitas, ecuatorianos y ciudadanos de otros países.

VISIÓN

La Facultad de Enfermería de la Universidad Laica Eloy Alfaro de Manabí se destaca como una Unidad académica con creciente reconocimiento nacional e internacional, tendiente a transformar los problemas de salud en la región y el país, orientados a disminuir las disconformidades existentes, garantizando el respeto, la igualdad, inclusión, equidad y el derecho al Buen Vivir.

OBJETIVO DE CARRERA DE ENFERMERÍA

Formar profesionales de grado en enfermería, competentes para el cuidado integral del ser humano, de acuerdo a la problemática de salud de la población, para trabajar en los niveles de atención primaria, secundaria y terciaria; vinculando lo humanístico, lo ético, con lo científico-tecnológico, caracterizado por la corresponsabilidad y el ejercicio del pensamiento crítico, analítico y reflexivo, que contribuya al desarrollo sostenible, a la ciudadanía y al mundo laboral.

OBJETIVOS ESPECÍFICOS

Formar enfermeros/as con sustento epistemológico y científico en ciencias biológicas, humanísticas y de enfermería para la comprensión de los problemas de la sociedad y del contexto y para su intervención y transformación con bases en los objetos y metodologías propias de la profesión.

Formar enfermeros/as con conciencia ciudadana que respondan a las expectativas, necesidades y dinamización de procesos sociales y de salud, a la superación de obstáculos, al desarrollo social y a la construcción de la democracia en el marco del PNBV, acorde al desarrollo científico- tecnológico actual.

Formar enfermeros/as que apliquen el proceso enfermero, en los diferentes niveles de complejidad en el sector público, privado y ONG, considerando los avances científico - tecnológicos, garantizando la seguridad en la atención oportuna, eficaz, efectiva y de continuidad, en el marco bioético de la salud hacia la calidad, desde una posición multi-inter y transdisciplinaria.

Formar profesionales con liderazgo, capaces de diseñar, planificar, ejecutar y evaluar programas, proyectos, actividades y otros, relacionados con la atención de enfermería, considerando las políticas de salud en las diferentes áreas de gestión, aplicando competencias humanas, científicas y tecnológicas, respetando estándares y normativas nacionales e internacionales; dentro de un estricto marco ético y moral, con responsabilidad social y compromiso ciudadano.

Fortalecer vínculos entre comunidades educativas y laborales que contribuyan a los procesos de formación del profesional de enfermería, para favorecer la construcción de saberes de la profesión, respetando los principios de inclusión, para lograr el Buen Vivir de la población.

La profesión de enfermería, con la práctica de investigación acción con responsabilidad social como eje transversal disminuye riesgo de empirismo en las intervenciones de enfermería tanto servicios de atención primaria como secundaria y terciaria, los que nos van a permitir formar profesionales con experiencia, fortalece la práctica pre-profesional, integrando la docencia, investigación y vinculación para mejorar la administración de los servicios de salud; y provee un significado continuo y sistemático; mejora la comunicación entre los involucrados en el proceso formando al estudiante con sólidas bases y principios bioéticos que favorece la continuidad, eficiencia y eficacia en su desempeño académico, laboral y social. Entre los principales campos de estudio de la carrera están:

En el primer nivel de vinculación (de primero a sexto semestre):

- Promoción y prevención de la responsabilidad social a través de proyectos de investigación-acción con enfoque en atención primaria de salud.
- Proceso enfermería en las diferentes etapas del ciclo de vida.

En el segundo nivel de investigación y vinculación con los servicios de salud y matriz productiva (de séptimo a noveno semestre):

- Seguimiento, monitoreo y vigilancia e investigación epidemiológica en salud.
- Administración de los servicios ambulatorios y hospitalarios de atención en enfermería en salud pública.
- Capacitación, educación continua y consejería en salud.

PRIMER NIVEL DE ORGANIZACIÓN CURRICULAR: FUNDAMENTACIÓN

La primera etapa se desarrolla en los tres primeros semestres o ciclos de estudio y tiene énfasis en la formación general, básica y la parte inicial de la formación profesional. En esta etapa se aproxima al estudiante al conocimiento de su medio, así como los fundamentos y principios de la responsabilidad social universitaria y ética de la profesión.

SEGUNDO NIVEL DE ORGANIZACIÓN CURRICULAR: PROFUNDIZACIÓN

Esta etapa comprende los ciclos: IV, V, VI, VIII cuya orientación está centrada en el desarrollo de competencias asociados a los problemas fisiopatológicos, considerando el ciclo vital del ser humano. Profundiza en procesos de abstracción, liderazgo y psicología positiva, toma de decisiones consensuadas con los equipos de salud con especialidades y experiencias clínicas y con investigaciones epidemiológicas tendientes a desarrollar el pensamiento sistémico, complejo y crítico del estudiante.

TERCER NIVEL DE ORGANIZACIÓN CURRICULAR: INTEGRACIÓN, CREACIÓN Y APLICACIÓN

Esta etapa de integración y aplicación a través de proyectos del Plan del Buen Vivir, permite a los estudiantes de VIII y IX semestre la profundización y consolidación de conocimientos requeridos para cumplir su perfil de egreso y prepararlo para su desempeño laboral, el estudiante realiza el internado rotativo de enfermería, cumpliendo con las rotaciones de prácticas pre-profesional en servicios ambulatorios y hospitalarios, en los diferentes niveles de complejidad de los servicios de salud. El estudiante en esta etapa desarrolla un trabajo de ayudantías con el nivel de formación básica en los servicios de salud para el mejoramiento de la calidad y prestación de los servicios de enfermería considerando la economía y políticas de salud en las investigaciones clínicas y epidemiológicas desarrolladas para obtener la titulación.

EJES TRANSVERSALES DEL MODELO CURRICULAR VIGENTE

ATENCIÓN PRIMARIA DE SALUD RENOVADA

Consiste en la definición de valores, principios éticos-morales y elementos esenciales para fortalecer los sistemas de atención de salud, acercando la atención a la salud de las personas que viven en áreas urbanas y rurales, independientemente de su género, edad, grupo étnico, situación social o religión; jugando un papel importante la promoción de la equidad en salud y del desarrollo humano. Por lo tanto, exige prestar mayor atención a las necesidades estructurales y operativas de los sistemas de salud, tales como: el acceso a la justicia económica, la adecuación y sostenibilidad de los recursos, el compromiso político y el desarrollo de sistemas que garanticen el fortalecimiento de la responsabilidad social del estudiante universitario de enfermería haciendo énfasis en acciones de fomento y prevención a fin de contribuir en el mejoramiento de la calidad de la atención en el autocuidado de las personas, semejantes y entorno ambiental.

ATENCIÓN DE ENFERMERÍA EN SALUD

El proceso de enfermería es el método en el cual se viabiliza la práctica de enfermería. Se trata de un enfoque deliberativo para la resolución de problemas, que exige habilidades cognitivas, técnicas e interpersonales, y va dirigido a cubrir las necesidades de las personas o del sistema familiar en forma integral. Proporciona el mecanismo por el que el profesional de enfermería utiliza sus opiniones, conocimientos y habilidades para valorar y diagnosticar con el apoyo de los equipos de atención integral; y en consecuencia, planificar, ejecutar y evaluar los cuidados para atender la salud y enfermedad de las personas, familias y su entorno ecológico y comunitario.

ÉTICA Y HUMANIZACIÓN

Estudia las acciones humanas, por cuanto se relaciona con los fines que determinan su rectitud, pretende determinar una conducta ideal del hombre. Esta puede establecerse en virtud de una visión del mundo o de unos principios filosóficos o espirituales, que conllevan a determinar la inspiración hacia la vocación de servicio y el de sus semejantes.

Se relaciona con la humanización porque se logra desarrollar sentimientos conscientes y manejables, entre los cuales destacan la responsabilidad social, solidaridad, el amor por el prójimo como a uno mismo, la empatía, el compromiso con su entorno.

INVESTIGACIÓN DE ENFERMERÍA EN SALUD

La importancia de la investigación como proceso reflexivo, metódico, coherente y sistemático, es transcendente en la formación de la enfermera/o; y constituye un desafío permanente en relación a los cambios y las nuevas demandas del mercado de trabajo de salud, asociadas a la facilidad y rapidez con que se pueda acceder a la información, esto exige la formación de enfermeras/os críticos, capaces de pensar y asumir de manera consciente su papel en una sociedad en constante transformación.

La práctica de investigación en enfermería hace posible la adquisición de nuevos conocimientos, capaces de generar nuevas intervenciones y transformaciones de los escenarios de práctica en los servicios de salud.

ENFERMERÍA BASADA EN EVIDENCIAS

Derivado de la práctica de investigación en enfermería como eje transversal, la toma de decisiones sobre cuidado de enfermería tendrá su base en la enfermería basada en evidencia. La evidencia permitirá identificar y abordar las necesidades de conocimientos con el fin de fortalecer la práctica profesional y conocer el efecto e impacto social de su práctica con los individuos, familia y su entorno comunitario

VINCULACIÓN CON LA COLECTIVIDAD

La formación de los talentos humanos de enfermería se garantiza vinculando la teoría con la práctica, por lo tanto, trabajar en escenarios reales (comunidades, hospitales y centros de salud) en donde se produce y evidencia la salud y la vida, la enfermedad y la muerte, es una condición indispensable para alcanzar los perfiles de egreso y profesionales, exigidos por la sociedad; además, según lo establece la ley orgánica de educación superior – LOES – Artículo 125, se "realizarán programas y cursos de vinculación con la sociedad guiados por el personal académico, para ser estudiante de los mismos no hará falta cumplir con los requisitos del estudiante regular) de la universidad" (Plan de rediseño curricular - Facultad de enfermería. Abril, 2015); las mencionadas actividades tendrán como finalidad contribuir solidariamente a la solución de los problemas de salud, desarrollar procesos de inter aprendizaje, inter culturalidad y de organización social, para los propósitos del buen vivir.

PERFIL DE EGRESO DE LA CARRERA DE ENFERMERÍA

- Coordina los procesos asistenciales y ejecuta investigaciones e intervenciones de enfermería y salud que fortalezcan la promoción, protección de la salud, la prevención de enfermedades y la recuperación de la salud, de manera participativa en un marco interdisciplinario y multisectorial.

- Diseña programas de educación para la salud para usuarios internos y externos.

- Cumple normas administrativas y técnicas en la práctica inclusiva y participativa en busca del bien común.

- Maneja recursos, estrategias o técnicas para gestionar la información y el conocimiento, de forma efectiva y oportuna.

- Asume la toma de decisiones y comportamientos responsables en contextos personales, sociales, formativos y laborales de forma cotidiana.

- Se adapta al cambio y muestra niveles de pertinencia con la institución,

- Muestra adecuado desarrollo humano y de convivencia social.

- Lidera con responsabilidad social desde su entorno laboral.

- Muestra identidad y manejo de la intergeneracional dad e interculturalidad.

- Formula y resuelve problemas vinculados a su formación profesional.

- Diseña y aplica protocolos científicos y profesionales para mejorar la práctica profesional.

- Diseña el proceso de atención de enfermería de acuerdo a los ciclos de vida para dar respuestas a las necesidades reales y potenciales del individuo, grupo y comunidad, considerando la interdisciplinariedad e inter culturalidad, el perfil demográfico, epidemiológico nacional y normativas del sistema nacional de salud.

- Desarrolla habilidades gerenciales básicas, de liderazgo positivo y de trabajo en equipo, que permitan el logro de objetivos y el mejoramiento de la prestación de los servicios de salud,
- Aplica los fundamentos de la investigación científica, de acuerdo a los marcos de referencia de salud, nacional e internacional.
- Organiza e integra el conocimiento, considerando los diferentes lenguajes, métodos, procesos y procedimientos disciplinares.

COMPETENCIAS PROFESIONALES BÁSICAS

- Elabora, ejecuta, monitorea y evalúa propuestas de salud basadas en la aplicación de la investigación científica, la docencia y el uso de las Tic's.
- Comunicarse de manera efectiva a través del lenguaje oral y escrito, y es capaz de interactuar con liderazgo en su entorno laboral.
- Asumir principios éticos, universales y respetar las normas de convivencia social de los contextos culturales.
- Aplicar el proceso salud – enfermedad de acuerdo a

las corrientes del pensamiento científico, técnico, social, cultural y a las prácticas ancestrales, alternativas y complementarias de la salud.

- Evaluar las intervenciones de enfermería en base a indicadores de calidad y calidez en los diferentes niveles de atención y complejidad.

COMPETENCIAS ESPECÍFICAS

- Realizar el diagnóstico enfermero durante el cuidado del individuo, familia y comunidad, en las diferentes etapas del ciclo de vida, respetando la interculturalidad, saberes ancestrales y de participación ética y derechos humanos de ciudadanos.
- Proveer cuidado integral en los procesos del paciente crítico, de acuerdo al avance tecnológico y el nivel de complejidad, con alto nivel de responsabilidad, humanismo y estabilidad emocional.
- Planificar, ejecutar y evaluar acciones de prevención primaria, secundaria y terciaria, con enfoque preventivo.
- Administrar servicios de salud y enfermería optimizando recursos de acuerdo al marco legal vigente,
- Elaborar, ejecutar y evaluar propuestas de salud, basadas en la investigación-acción.

- Administrar fármacos por las diferentes vías de acuerdo a prescripción médica y tratamientos especiales.
- Impartir educación sanitaria con participación activa de la comunidad.
- Actuar con autonomía y autorreflexión sobre las determinantes sociales y su incidencia en el proceso salud – enfermedad, considerando la responsabilidad ciudadana,
- Integrar en su actuación diaria, hábitos y valores de mejoramiento personal y profesional, a través del aprendizaje dialógico, la educación continua y la aplicación del método científico.

COMPETENCIAS TRANSVERSALES

- Trabaja o lidera equipos multidisciplinarios, al asumir diversos roles, demostrando empatía y un estilo comunicativo con respeto, asertividad, colaboración, coordinación y mediación, como expresión del compromiso contraído; en función de logros de metas, lineamientos y estrategias para el accionar del colectivo.
- Identifica y soluciona problemas, determinando causas, barreras y oportunidades de mejoramiento o cambio, desde la búsqueda de vías y alternativas de solución, al hacer un uso eficiente del tiempo y los

recursos, evaluando el nivel de impacto a los sujetos y los contextos relacionados.

- Realiza emprendimiento, identificando necesidades y oportunidades, a través de la búsqueda de alternativas y estrategias, que puedan ser eficientes y sustentables a nivel local, por el valor agregado que genere el producto o el servicio que se crea o mejora, en función de lograr mayores niveles de posicionamiento y desarrollo a escala regional, nacional o internacional.

- Manifiesta una actitud ética y proactiva, con una visión inclusiva hacia las personas, al demostrar sensibilidad para identificar sus necesidades y brindar alternativas de solución o direccionamiento, con calidad y calidez, en función de las normativas y regulaciones vigentes, acorde a su área de competencia.

- Manifiesta autocontrol y regulación de sus emociones en las relaciones interpersonales, con flexibilidad, equilibrio emocional, de forma tal que transmita estados de ánimos positivos, al generar un clima de confianza, promotora de respuestas positivas, ante situaciones cotidianas o inesperadas, fruto de la dinámica de las relaciones internas o externas que caracterizan el contexto de actuación.

- Planifica, organiza y gestiona el tiempo y los recursos, priorizando la diversidad de tareas y actividades, de acuerdo a su nivel de jerarquía y complejidad, al identificar las vías y estrategias necesarias para cumplir con los plazos y responsabilidades contraídas, realizando una ejecución, seguimiento, control y evaluación que garantice el mejoramiento continuo de su actuación.

- Muestra interés por aprender y actualizarse de forma sistemática, desde una gestión de la información y el conocimiento, actualizada y oportuna, que le posibilite convivir, emprender, crear e innovar con diversos sujetos y en contextos, como fuente para el mejoramiento y crecimiento personal y profesional, al lograr mayor calidad y eficiencia en su actuación.

- Enfrenta con flexibilidad y versatilidad las situaciones comunes, nuevas e inesperadas que se generan en el contexto de actuación formativo, social o laboral, al identificar su manifestación y la magnitud del impacto, buscando las variantes y estrategias de solución que provoquen el cambio de forma rápida y efectiva, haciendo uso racional del tiempo y los recursos.

OBJETIVO GENERAL DEL PROGRAMA DE SALUD PÚBLICA O PRÁCTICA INTEGRADA INTERDISCIPLINARIA

Caracterizar la posible relación entre la formación de valores, virtudes y la clarificación de la Responsabilidad Social en la práctica investigativa y de intervención de

Salud Pública con las organizaciones comunitarias de la Dirección Distrital de los cantones de Manta, Montecristi y Jaramijó.

OBJETIVOS ESPECÍFICOS O COMPONENTES

1. Identificar el grado de importancia y escala de valor para el fomento y clarificación de la responsabilidad social en la práctica investigativa de la salud comunitaria para inculcar actitudes de cambio y mejoramiento en las relaciones interpersonales, trabajo en equipo de los estudiantes con docentes, el personal de salud y organizaciones comunitarias.

2. Caracterizar los principales factores socioculturales relacionados con la formación y clarificación de estilos de vida saludables en la práctica investigativa y de vinculación con grupos humanos prioritarios a fin de fomentar valores y virtudes de responsabilidad social en la atención primaria como instrumento, para crecer como personas y ser partícipes de una convivencia pacífica justa y democrática.

3. Clarificar una aproximación al concepto y dimensiones de la Responsabilidad Social en la práctica integrada de la investigación e intervenciones en la atención integral del adulto,

adulto mayor, adolescentes, escolar y pre-escolar niño/a en los programas de Salud Pública en la formación de los estudiantes de la facultad de enfermería.

4. Clarificar el grado de cumplimiento de Responsabilidad Social del estudiante de enfermería en la práctica investigativa del programa de Salud Pública y desarrollo comunitario.

METAS

Que el 80 % de los tutores docentes y padres de familia logremos cambiar la actitud siendo ejemplos de vida y de relación positiva con sus hijos(as) estudiantes a fin de contribuir en la formación de profesionales responsables con sentido de pertinencia, motivados para otorgar con prontitud una atención de excelencia con la investigación-acción intra y extrauniversitaria.

Que el estudiante, con un proyecto multidisciplinario de atención primaria como eje transversal acreditado por varias asignaturas, pueda autoevaluar su desarrollo científico y humanístico, verse como un ser lleno de saberes y aprenderes transmitiendo cultura investigativa y de intervención integrada durante su formación básica, pre.profesional y de titulación, fortalezca las posibilidades de ser una persona útil, contento, reconocido, valorada y satisfecha en un 80 %.

La institución debe estar orientada hacia la formación de ciudadanos solidarios, críticos y alta responsabilidad en formación como ciudadano en un 80 % para auto cuidarse y valorar el trabajo en equipo fomentando una cultura de paz y desarrollo humanístico en el ámbito personal, académico y familiar a fin de contribuir en el logro de una sociedad justa y auténticamente humana.

RESULTADOS ESPERADOS

Profesionales de enfermería líderes, transformadores de la sociedad, con alto desarrollo del conocimiento científico y humanístico formado en base a las demandas reales de la comunidad.

Profesionales responsables con sentido de pertinencia motivados y apropiados con prontitud en la atención y autonomía en la investigación-acción para auto instruirse, auto cuidar la salud de su cuerpo, mente y espíritu, la de sus semejantes y de su entorno.

Profesionales competitivos como profesionales de la salud y proveedores de servicios con calidad y calidez a las personas, las familias y organizaciones comunitarias, utilizando la ciencia y la tecnología, cuya finalidad debe ser la promoción de la salud y el bienestar holístico, en la atención y rehabilitación de los enfermos y con capacidades especiales.

Profesionales de enfermería con práctica de trabajo en equipo interdisciplinario, vinculación integradora y colaborativa en su ejercicio profesional basadas en normas, principios éticos y morales para satisfacer las demandas de las usuarias y usuarios de los servicios de salud y en general de la sociedad.

Contribuir en el fomento y clarificación de valores y virtudes en los estudiantes a través de la práctica investigativa y de vinculación con organizaciones comunitarias a fin de formar profesionales con responsabilidad social, transformadores y solucionadores de problemas de salud en el ámbito personal y académico.

POLÍTICAS DEL PROGRAMA

En primer lugar, como política institucional, está la toma de decisiones consensuadas por parte de la Facultad de Enfermería sobre el sistema de valores en los que nuestra institución va a fomentar y que debe hacerse explícita en el Código de Ética, Plan Estratégico Institucional, Misión y Visión, políticas afirmativas y reglamentos de la Ley de Educación Superior.

En segundo lugar, la visibilidad de la práctica integrada en el sílabo y malla con registros que evidencien actuaciones con responsabilidad social y saberes equilibrados y basados en normas de convivencia conforme a los valores y principios bioéticos profesionales. La organización y el funcionamiento de la vida académica deben ser siempre coherentes con aquellos valores que se consideran como básicos, seleccionados y clarificados por los estudiantes para la óptima convivencia intra y extra-universitaria.

En tercer lugar, la dimensión ética del currículo se concreta en la incorporación de los valores como eje transversal y a los proyectos socioeducativos que se llevarán a cabo con acreditación de varias asignaturas y tutoradas por docentes de vinculación e investigación; donde se evalúen saberes cognoscitivos, habilidades, destrezas con desarrollo humanístico por parte de los involucrados en el proceso auto aprendizaje con reflexión, análisis y acción de equipos interdisciplinarios para resolver problemas prevalentes en la comunidad con un enfoque autónomo e integral, holístico, sistémico y participativo, dentro de los contenidos de las asignaturas profesionales, especialmente en la perspectiva de principios científicos, valores éticos, espirituales y actitudinales.

La capacitación continua y sistemática con temas prevalentes de grupos humanos relacionados con los temas de valores relacionados con el proyecto y por niveles de atención.

Mostrar aceptación, interés por demostrar clarificación como modelos, testimonios ejemplares de valores para consigo mismo, familia y comunidad donde reside y donde labora con el proyecto.

Ser personas dialogantes, respetuosas, tolerantes, críticas, interesadas por los acontecimientos y hechos cotidianos, y evidenciar su cumplimiento.

Evidenciar el cumplimiento de normas consensuadas sobre el funcionamiento del Código de Ética, normas técnicas-administrativas, procedimientos de convivencia y valorar el espíritu de colaboración por encima del espíritu de competición.

Responsabilizarse de mantener el orden, pulcritud y cuidado de los materiales, instalaciones, lugares propios y colectivos de la institución educativa y en el servicio.

Mostrar autonomía y decisión en las iniciativas propias, al margen de influencias procedentes de otras personas. Ser capaces de rectificar y modificar, cuando sea necesario, nuestra actitud en beneficio de sus semejantes y su entorno.

Apreciar la constancia y pulcritud en la realización y presentación de trabajos. Recurrir a diferentes fuentes de consulta, interesarse en la recogida de datos y en la experimentación.

Valorar y reconocer positivamente la imaginación y la creatividad de las personas considerando que todos somos capaces e importantes en los procesos que se desarrollan.

Expresar el amor propio, respeto y don de servicio con responsabilidad social haciendo énfasis en la identidad autocuidado, semejantes y a los demás, con libertad, igualdad, solidaridad, gratitud, empatía, honestidad y participación en el aprecio por el fomento, promoción y difusión clarificadora del desarrollo humano en las actuaciones con el cuidado de su salud, personas, familia y comunidad deliberadamente con su escala de valores al servicio de la comunidad con un proyecto socioeducativo de clarificación de participación y formación ética y ciudadana.

PLAN ESTRATÉGICO PARA LA FORMACIÓN Y CLARIFICACIÓN DE VALORES

LÍNEAS ESTRATÉGICAS

Los ámbitos básicos y estratégicos que explican su presencia ante las funciones competitivas son:

- Ética, principios morales y virtuosos en actuaciones intra-extrauniversitarias de estudiantes con organizaciones comunitarias.
- Actuar con calidad y calidez en acciones de información, fomento de la salud y vida de las personas, familia y entorno comunitario.
- Vinculación con apoyo extensionista multidisciplinaria de la investigación-acción y compromisos en la solución consensuada de problemas aplicando enfoque de riesgo y de derechos con comunidades vulnerables.
- Vinculación con educación continua en acciones primarias con líderes comunitarios y asistenciales para la preservación de un entorno armónico y saludable.

DISEÑO DE LA PROPUESTA

La problemática que se presenta en la carrera, exige una organización compartida con enfoque de atención integral, holístico procesual aplicado por el equipo de estudiantes, docentes, tutores académicos de investigación y funcionarios. Todos reconocemos que, a pesar de esos aspectos de problemática en grupos humanos, existen cualidades, intereses y actitudes positivas hacia el cambio y la superación, conservan gran capacidad de adaptación y disposición para mejorar. En lo que a la comunidad educativa se refiere, es necesario que todos los implicados en su construcción, participen de forma efectiva y coherente.

Es necesario el compromiso y el interés por participar en el desarrollo de actividades tendientes a mejorar todos estos aspectos, para que las vivencias de los estudiantes en el ámbito académico, familiar y social sean de un continuo reconocimiento de los valores en cada persona y que se practiquen a través del quehacer diario.

Una de las alternativas viables para llevar a cabo este programa, encaminado hacia el rescate y fomento de la práctica de los valores insuficientes, es la participación y formación ciudadana para que la comunidad asuma responsable y conscientemente el rol de agente de su propio desarrollo y superación. Para obtener la asimilación de valores y moldear los comportamientos es importante el ejemplo de todos los involucrados en el proceso enseñanza - aprendizaje. Sin embargo, no es suficiente solo el ejemplo, sino también desarrollar actividades en proyectos de investigación e intervención integrada, con una educación sanitaria continua, sistemática, pedagógicamente intencionadas y de consolidación de conocimientos para reflexionar sobre el sentido y valor que tienen sus acciones y actitudes de docentes y discentes.

Para lograrlo se propone: realizar talleres de reflexión y sensibilización, conferencias, videos, casas abiertas, dinámicas en los centros educativos, juegos, autodiagnósticos sobre clarificación de valores y las consecuencias de los problemas prevalentes por la débil promoción y práctica de estilos de vida saludables que existen en nuestra sociedad en ámbito familiar, académico y social.

Cada organización social tiende a modelar el comportamiento de las personas que la conforman de acuerdo a su escala de valores. Quienes se comportan de acuerdo a esos valores reciben el aprecio y estímulo del grupo y aquellos que trasgreden o se alejan de esos valores reciben el rechazo del grupo. Los primeros estarían en el grupo de los que resaltan, desarrollan y reconocen valores o virtudes; los segundos, en el grupo de los que no los practican. Como consecuencia, entendemos como contravalor o antivalor, todo aquello que dificulta al hombre llegar a ser más persona, a tener vocación con don de servicio a la comunidad y que le restará acción humanitaria.

Cuando decimos que todos tenemos que cambiar, pensamos que para hacerlo debemos orientarnos hacia un cambio que se refleje en valores y actitudes. Los valores orientan nuestra vida, la de nuestra familia y por ende forman parte de nuestras creencias y tradiciones. Los antivalores nos aniquilan y crean conflicto. Los valores son fundamentales en la interacción social y en la socialización del individuo.

PRINCIPIOS DE LA RESPONSABILIDAD SOCIAL

Responde a principios universales, y es el conocimiento y la profundización continua de esos principios lo que escoge el éxito de sus expectativas: autocuidado, respeto a la dignidad de la persona, atención al medio ambiente, empleo digno, buenas condiciones de trabajo en equipo, solidaridad, sociabilidad, contribución al bien común, justicia y equidad social comunitario, corresponsabilidad, confianza, prevención de actitudes ilícitas, vinculación comunitaria, transparencia, honestidad, cumplimiento y contribución para el desarrollo social, democracia, libertad, educación sobre participación ciudadana, economía, desechos y desarrollo sostenible, aceptación y aprecio a la diversidad, acceso a grupos especiales, integridad y compromiso con la verdad, ser ético, crítico y reflexivo, coherente entre lo que dice y hace, excelencia, promueve la capacitación, educación continua e interdependencia interdisciplinaria o multidisciplinaria.

Una vez interiorizados, los valores se convierten en guías y pautas de conducta. Los auténticos valores son asumidos libremente y nos permiten definir con claridad los objetivos de la vida dándole su pleno sentido. Nos ayudan a aceptarnos y a estimarnos tal y como somos, facilitando una relación madura y equilibrada con las personas y su entorno.

La Facultad de Enfermería se interesa y se ocupa de la educación moral y ética que forma parte de la formación ciudadana holística e integral de la persona, ayudando a los estudiantes a construir sus propios criterios, permitiéndoles tomar decisiones consensuadas con expertos, para que sepan cómo enfocar su vida, cómo vivirla y orientarla sin hacer daño a persona alguna.

En la institución, "para efectos de la formación de nuestros estudiantes y desde el anterior contexto, nos planteamos una escala de valores que empiezan elaborando ellos mismos, un autodiagnóstico para la autovaloración de las personas y las familias por lo que son y lo que pueden llegar a ser, por la búsqueda de la propia identidad, tanto como ser individual, como ser social y colectivo, y así logre autoevaluarse, valorarse y valorar a los demás". (Fortalezas y debilidades del equipo y comunidad.)

"Para que el proceso formativo del profesional de enfermería tenga un desarrollo humanístico más sólido, los docentes le deben dar toda la importancia para generar un ambiente adecuado y propicio para que todos los estudiantes de esta institución logren desarrollar su autonomía, sentido de pertenencia, auto-estima y responsabilidad en el auto cuidado de su salud y de sus semejantes; planteando situaciones que lleven a la reflexión y puedan establecer sus puntos de vista, además opten por sustentar sus propias opiniones, respeten las de los compañeros o amigos a partir del principio de 'respetar al otro si quieres ser respetado', también se inculca el respeto por las afinidades, a la libre expresión, a la vez que se estimula esta en todos, todas y cada uno de los estudiantes, así aprenden a expresarse en público y a escuchar para encontrarle sentido y coherencia entre lo que dice y hace".

LA CONVIVENCIA INTRA Y EXTRAMURAL EN EL PROGRAMA DE SALUD PÚBLICA Y/O ENFERMERÍA COMUNITARIA

Cinco aprendizajes básicos se clarifican en la convivencia donde se ejecutan los proyectos de atención

primaria en acciones preventivas seleccionados para la
vinculación:

1. Compromiso con el autocuidado, en semejantes y
   el entorno de los más necesitados.
2. Principio de compromiso con el autocuidado de
   los semejantes y del entorno.
3. Descubrimiento personal de los valores buenas
   prácticas bioéticas.
4. Formación y clarificación de la responsabilidad
   social.
5. Planteamiento del ejercicio de la práctica desde el
   compromiso y responsabilidad social.

Los equipos clarificaron de manera cotidiana los valores
dimensionados en el descubrimiento personal de los
valores de respeto y de dignidad de la persona,
solidaridad, empatía, libertad, democracia y participación
ciudadana, vocación de servicio, tolerancia y formación
de la responsabilidad social, mayor conocimiento de la
realidad del sufrimiento ajeno en su práctica y
convivencia diaria en actuaciones con las organizaciones
comunitarias y con sus grupos pares en la evaluación y
sustentación del proyecto en el aula de clases a través de
evidencias.

OBJETIVO

Elaborar una estrategia de investigación - acción como eje transversal para favorecer la formación de valores de la responsabilidad social en la práctica investigativa y de vinculación en proyectos de atención primaria de la salud pública y/o comunitaria en la facultad de Enfermería de la Uleam.

REQUISITOS

Para posibilitar el desarrollo de la estrategia investigativa y educativa se necesitan observar los requisitos que constan a continuación:

- Condiciones en que se fomenta y se desarrolla la clarificación de los valores en el proceso enseñanza aprendizaje actual y prospectivo.
- Disponibilidad de los recursos: físico, humanos, tecnológicos, financieros, didácticos, entre otros.
- Participación activa de las autoridades, docentes, personal administrativo y de servicios en el testimonio de clarificación de valores con evidencias intra- y extra-universitaria en la investigación acción (diagnóstico-educación continua).
- Compromiso holístico e integral de docentes y extensionistas en el proceso investigativo continuo y sustentable durante toda la etapa de formación.

CARACTERÍSTICAS DE LA PROPUESTA

- Aplicación de estrategias de investigación - acción.
- Talleres de sensibilización y reflexión en práctica deliberante.
- Carácter continuo y sistémico de educación continua a usuarios internos (estudiantes, funcionarios y equipos de atención integral de salud -EAIS- externos, clubes de adultos, adultos mayores, mujeres, niños/as, adolescentes y con capacidades especiales, ente otros).
- Acción autónoma, flexible en el trabajo inter-multi y transdisciplinaria con participación del nivel básico y titulación.
- Prevalencias actitudinales con liderazgo compartido y positivo en los talleres.

TAREAS CIENTÍFICAS

- Diagnóstico e intervención participativa en acciones intramural y extramural.
- Sensibilización a través de talleres y visitas de promoción y seguimiento en el hogar y establecimientos educativos.
- Implementación de propuesta para trabajo de investigaciones clínicas epidemiológicas en el segundo nivel de vinculación con equipo inter-multi y transdisciplinaria.
- Evaluación del proceso.

FASE I: CAPACITACIÓN SOBRE INVESTIGACIÓN DIAGNÓSTICA PARTICIPATIVA

OBJETIVO: Determinar la situación actual sociodemográfica, epidemiológica y cultural relacionada con la aplicación y clarificación de la responsabilidad social y virtudes ético-morales en la investigación-acción de los estudiantes en su diseño, ejecución y evaluación de un proyecto de APS-r desarrollada en la práctica en los centros de investigación y vinculación con la sociedad.

ACCIONES

- Caracterización y análisis histórico, teorías-resumen de trabajos realizados en el campo del fomento de la educación y clarificación de valores.
- Socialización de la investigación con autoridades de salud y de la carrera.
- Socialización de la estrategia con docentes a cargo de la asignatura y profesionales de la salud pública, administración, investigación y práctica integrada de enfermerías y otras asignaturas básicas y humanísticas.
- Requerimientos y análisis de necesidades.
- Selección de los procedimientos, técnicas e instrumentos.
- Validación y aplicación de los instrumentos.

- Socialización con el colectivo docente.
- Posicionamiento de la situación actual, en la formación de valores ético-morales en los programas de prevención primaria, secundaria y terciaria en los niveles de formación básica, practica pre profesional y de titulación.
- Selección de instrumentos a aplicarse. Diseño de los mismos.
- Aplicación de estrategia seleccionada o instrumentos.
- Socialización de resultados con los estamentos de la facultad.

FASE II: INTERVENCIÓN PREVENTIVA SENSIBILIZADORA Y DE REFLEXIÓN

OBJETIVO: Sensibilizar y capacitar a los 5 equipos de estudiantes de los proyectos de atención primaria preventiva para la aplicación de la propuesta de la clarificación de valores de la responsabilidad social y virtudes en la investigación acción para la atención integral del adulto, adulto mayor, adolescente, escolar y pre-escolar en el hogar, centros de salud y establecimiento educativo.

ACCIONES

- Diseño y programación local participativa y colaborativa con los líderes y equipos EAIS de los centros de salud y líderes de las comunidades involucradas.
- Elaboración de documentos y materiales educativos como trípticos, afiches, etc.
- Realización de talleres de sensibilización, educación sanitaria continua a usuarios internos y externos con investigación- acción- reflexión.
- Socialización de programas motivacionales para crecimiento personal en cada uno de los proyectos de APS-r.
- Sensibilizar y capacitar a los estudiantes y extensionistas de las distintas comunidades sobre la responsabilidad social y aplicación, clarificación en su desempeño intra y extramural.
- Diseño de marco lógico e intervención multi-inter y transdisciplinaria.
- Celebración de los días del adulto mayor, la alimentación, lactancia, violencia, VIH/ Sida y elaboración de trípticos y materiales educativos alusivos a la fecha en casas abiertas o ferias de la salud.
- Realización de talleres de reflexión-acción.

- Socialización de programas motivacionales para elevar auto cuidado. Autoestima con responsabilidad social.
- Ejecución de talleres para interiorizar las actividades del emprendimiento estratégico, tanto en estudiantes de escuelas y colegios seleccionados por líderes de servicios de salud.

FASE III: IMPLEMENTACIÓN, EVALUACIÓN Y DIFUSIÓN DEL PLAN PILOTO

ACCIONES

Implementar e informar el proceso de la estrategia metodológica y educativa con responsabilidad social elaborada a los involucrados en el proceso de investigación-acción de la salud comunitaria.

Preparar los equipos de líderes estudiantiles para la multiplicación de los talleres en las unidades académicas y centros educativos sobre los valores éticos - morales en el auto cuidado de semejantes y del entorno comunitario seleccionado de acuerdo a sus intereses y afinidades de aprendizaje.

Tareas científicas:

- Reuniones de análisis situacional y socialización con líderes y estudiantes para organizar el proceso para la implementación del programa y proyectos.
- Entrevistas con los docentes para identificar jerarquías de contenidos de valores a clarificar en el proceso de formación pre profesional con responsabilidad social.
- Encuentro con los estudiantes para el análisis de las estrategias y división de tareas científicas y educativas de aplicar en el proceso de titulación.
- Ejecución de eventos científicos por fiestas célebres: ferias, casas abiertas, seminarios continuos y sistemáticos, entre otros.
- Aplicación del proceso de la estrategia educativa desde el nivel de formación básica de la carrera de Enfermería de la Uleam, práctica pre profesional y con el trabajo de titulación con acompañamiento de tutorías académicas e investigativas de los docentes.
- Participación de los estudiantes en las actividades académicas, investigativas y de vinculación con elaboración de artículos, ponencias, exposiciones de docentes y estudiantes.
- Mesa redonda- conferencias- exposiciones- análisis de documentos, trabajos inherentes en relación con valores ético – morales, honestidad, eventos varios.
- Encuentro con los directivos para organizar y evaluar el proceso.

- Encuentro con los docentes para identificar contenidos y direccionar el proceso.
- Encuentro con los estudiantes para aplicar el proceso.
- Ejecución teórica-metodológica con participación de involucrados.
- Ejecución práctica de eventos: ferias, casa abierta, concursos de proyectos de atención primaria.
- Seminarios de educación sanitaria continua dirigido a grupos de beneficiarios directos e indirectos, entre otros, con participación de los estudiantes del nivel de formación básica, practica formativa y de titulación.

ACCIONES DE EVALUACIÓN DE LA ESTRATEGIA

Objetivo: Evaluar el proceso de desarrollo de la propuesta, para retroalimentar, y determinar el grado de cumplimiento de objetivos programados y logrados con la aplicación de la estrategia y metodología, si se ha favorecido la formación del valor de la responsabilidad, en el cuidado de la salud de los/as estudiantes, familia y comunidad seleccionada.

ACCIONES

- Verificar los logros y características de metas alcanzadas y programadas.
- Diseñar los instrumentos de evaluación.
- Aplicación de los instrumentos evaluativos.
- Representación gráfica de los resultados.
- Interpretación de resultados.
- Informe de logros alcanzados.
- Clarificación del desarrollo del SER con las rúbricas de autoevaluación de los estudiantes, listas de chequeos, etc.
- Evaluación del programa y los instrumentos de trabajo en equipo con participación inter-multi y transdisciplinaria.
- Determinar el grado de cumplimiento de los indicadores e instrumentos pre-post capacitación.
- Revisión y análisis de redacciones de actas o informes de toma de decisiones, resolución de conflictos.
- Evaluación de resultados de acuerdo a evidencias de portafolio físico y digital.

CAPÍTULO IV

UNA VISIÓN DESDE LA EXPERIENCIA Y PRÁCTICA DOCENTE

EVALUACIÓN Y CONTROL DEL PROCESO INVESTIGATIVO Y DE INTERVENCIÓN

Para el desarrollo de las actividades propuestas se cuenta con el o la docente de vinculación según el área programática (infantil, materna, escolar y adolescente, adulto, adulto mayor o geriátrica) como responsable en primer orden, a los tutores investigadores (profesores de tiempo completo), coordinadores encargados por área de especialidad y otros de asignación territorial (parroquias o cantones).

Se destinó para la práctica de vinculación comunitaria 40 horas de primero a noveno ciclo, cada ciclo para la práctica holística integral con 4 horas semanales de tutorías por equipos durante 10 semanas en cada proyecto socioeducativo. En las cátedras integradoras se evaluarán principios éticos y responsabilidad social, se expondrá un tema semanal en los actos cívicos, festivos o aniversarios, radio universitaria y en la última semana del mes se presentarán informes parciales o finales de eventos organizacionales como casas abiertas, ferias, capacitaciones, asesorías, entrevistas grupales, concursos y difusión de las tareas científicas de cada uno de los proyectos.

Se tendrán en cuenta los proyectos altamente satisfactorios, medianamente satisfactorios o no idóneos, o poco adecuados o poco satisfactorio, para la participación en el desarrollo de las actividades como también en el cambio conductual de los estudiantes y docentes para hacerse acreedor de estímulos y correctivos, tales como:

- Observaciones y nota definitiva en las áreas de: Salud Pública, Ética, Valores y actuaciones en comportamiento intra y extra-universitario de tareas científicas con asignaturas o programas integrados.
- Toma de decisiones consensuadas con participación social para programaciones inter-institucionales para la realización de casas abiertas, ferias de la salud, celebración de aniversarios o celebraciones por el día mundial de Lavado de Manos, Adulto Mayor, de la Alimentación, de la Violencia Intrafamiliar, Tabaquismo, del VIH/Sida y otros actos cívicos donde clarifiquen principios ciudadanos y sobresalgan en la práctica los valores seleccionados y trabajados cada mes por los propios estudiantes.
- Disminución en la nota de disciplina en las asignaturas profesionales con formación ciudadana y con valores a quienes incurran en la práctica de antivalores, teniéndose en cuenta la orientación y normas establecidas por el código de ética y su comité.

- Evaluar equitativamente saberes cognitivos, habilidades, destrezas, actitudes y comportamientos en forma individual y en equipo. Evidenciando la rúbrica de autoevaluación, de coevaluación de los servicios donde realizan la pasantía comunitaria y la del docente académico quienes sumillarán los trabajos de informes y sustentaciones parciales y finales que serán archivados en los portafolios de proyectos por unidades académicas.

- Constancia en hojas de récord anecdotario o vida de miembros de equipo sobre el comportamiento registrado por el estudiante frente a los valores incrementados o antivalores extinguidos a través del desarrollo del proyecto.

- Se expedirán menciones de distinción y certificados de clarificación de valores de responsabilidad social a los estudiantes y docentes que se destaquen por su activa participación en el desarrollo de las actividades de propuestas que contribuyan al mejoramiento de la calidad con calidez de los servicios para una convivencia pacífica y de aplicación equilibrada de saberes.

- Tendrán lugar en el cuadro de honor los nombres de aquellos estudiantes que se destaquen en el trabajo como alumnos maestros, que a diario practiquen los valores inculcados y sean testimonios vivenciales y de inspiración para los estudiantes de niveles o semestre inferiores.

COMPETENCIAS Y LOGROS SUGERIDOS PARA DESARROLLAR LA RESPONSABILIDAD CON SENTIDO DE PERTINENCIA

- Valoración del lenguaje oral y escrito como instrumento primordial de la comunicación humana en los informes de avance de proyectos socioeducativos.
- Interés y compromisos por expresar las ideas personales, sentimientos y fantasías mediante los diferentes corrientes y paradigmas.
- Autoevaluación y coevaluación de miembros del equipo interdisciplinario de acuerdo a normas de prácticas y pasantías de la facultad y rúbricas del programa integrador de las asignaturas que integran o dirigen el proyecto.
- Respeto al turno de la palabra, a la agenda de la reunión a las intervenciones e ideas, de acuerdo a los procedimientos éticos y parlamentarios.
- Interés por participar y hacerse entender.
- Sentido crítico ante las producciones escritas publicitarias y medios de comunicación masivos.
- Respeto por la pluralidad cultural y valoración de la propia identidad.

- Valoración y adopción de hábitos de auto cuidado, limpieza y salud.
- Respeto por las normas y reglamentos que hacen referencia a la conservación de materiales, a la educación sanitaria haciendo énfasis en seguridad e higiene alimentaria.
- Responsabilidad en cuanto a establecer relaciones con las personas y su entorno ecológico.
- Respeto por el patrimonio natural, por uno mismo y por los demás.
- Sensibilidad por el orden y limpieza del lugar de trabajo y del material utilizado.
- Participación en la vida colectiva respetando las normas de convivencia.
- Valorar las tareas encaminadas a lograr la paz y el bienestar de la colectividad.
- Respeto a los seres vivos en general.
- Valorar la importancia de los avances científico-tecnológicos en la mejora de la calidad de vida.
- Valoración de la voz como instrumento de expresión y comunicación.
- Inquietud para experimentar.
- Sensibilización hacia el mundo del arte y de la imagen.
- Valoración y respeto hacia las personas, sus obras y manifestaciones artísticas.
- Gusto por el autocuidado del cuerpo.

- Valoración de la importancia de un desarrollo físico equilibrado.
- Actitud de respeto a las normas y reglas del juego.
- Aceptación y respeto de las normas para la conservación y mejoramiento del medio natural.
- Esfuerzo para vencer las dificultades superables.
- Respeto por el entorno y cuidado de los semejantes.
- Sensibilidad e interés por las informaciones y mensajes de naturaleza numérica, apreciar la utilidad de los números en la vida cotidiana.
- Interrogación e investigación ante cualquier situación, problema o información contrastable.
- Organización del trabajo, planteamiento, resolución, verificación de resultados y valoración de su significado.
- Consideración de los errores como estímulo para nuevas iniciativas.
- Crítica ante el entorno y responsabilidad en la participación y colaboración.
- Confianza en sí mismo y en las propias posibilidades delante de los demás.
- Respeto, aceptación y estimación hacia los demás.
- Actitud respetuosa ante las diferentes formas de pensar, actuar, sexos y etnias.
- Velar por las facultades de búsqueda de oportunidades y aprender haciendo.
- Facilitar al estudiante que aprenda a aprender.
- Desarrollar la creatividad crítica y constructiva.

- Motivar para el auto aprendizaje, autoevaluación, coevaluación.
- Hábitos saludables, dialogar y compartir.
- Valoración del compromiso, la solidaridad y la dignidad de la persona.
- Aceptación de símbolos, actitudes y normas religiosas.
- Valorar las actitudes de la vida cotidiana y del estudio.

ESTRATEGIAS Y ACTUACIONES

Implementación de la Unidad de Responsabilidad Social en la práctica investigativa y de vinculación en acciones primarias de la Salud Pública, fortaleciéndola mediante la investigación-acción en nivel de formación básica y educación continua en el nivel de titulación (octavo y noveno) sobre prevención de riesgos para el fomento del auto cuidado de la salud de semejantes y entorno en cada uno de los proyectos de investigación o intervención.

Un equipo de estudiantes elabora el proyecto con acción tutorial académica y laboral con el objeto de llevarlo a la práctica de vinculación en la salud y desarrollo comunitario.

La primera fase del programa corresponde al nivel de investigación y vinculación básica, donde se elabora una línea de base o diagnóstico participativo y presentación del diseño de la propuesta, ejecución de acciones de atención primaria preventivas para la contribución a la transformación del problema.

La segunda fase es la prevención secundaria, donde el estudiante participa con el equipo en el diagnóstico y tratamiento oportuno para la atención integral con proyectos de investigación y vigilancia clínica-epidemiológica en forma continua y sistemática con la ejecución y evaluación de acciones con participación inter-multi-y transdisciplinaria dando cumplimiento al Plan Nacional del Buen Vivir y a la estrategia de educación continua en los servicios donde laboran los/las egresadas de la Uleam y escenarios de práctica pre-profesional de atención integral primaria renovada.

La tercera fase, le corresponde a los estudiantes de titulación, quienes tienen que evaluar y clarificar los saberes (saber saber, saber hacer, saber ser y convivir) mediante la consolidación y organización de seminarios - talleres de educación continua; además, les corresponde sistematizar y narrar experiencias. Los seminarios se organizan cuando finaliza la práctica.

Realizar y conformar los equipos de clarificación de valores que lo conforman los líderes estudiantiles de proyectos de prevención de embarazo precoz, ITS, VIH/sida, drogas, violencia, acoso, promoción de la salud y seguridad alimentaria en los centros de salud, y establecimientos educativos.

ESTRATEGIAS Y ACTUACIONES DE MEDIADORES O TUTORES ÁCADEMICOS

- Formación y realización de asesorías en horas de tutoría, con seguimiento de tareas científicas con profesores de asignaturas o facultades vinculados.
- Exposición de actividades y trabajos en las clases, pasillos, consultas externas y centros educativos.
- Elaboración de artículos y difusión en revistas científicas en el nivel de titulación.
- Propuesta y retroalimentación de nuevas estrategias educativas para el plan mejoras.
- Reuniones e informes mensuales y trimestrales para ejecución y evaluación de seminario y autoevaluación de desempeño de internos con investigadores extensionistas de nivel de formación básica, pre profesional y titulación.
- Diálogos frecuentes entre miembros participantes sobre informes y análisis de datos estadísticos.
- Asistencia y presentación de ponencias organizadas por la unidad académica y de investigación.
- Recogida y análisis de los eventos o actividades realizadas con sus respectivas evidencias.
- Realización de proyectos de evaluación de programas con sector laboral y participación del departamento

de evaluación del desempeño, vinculación, investigación, departamento de bienestar estudiantil y FEUE.

BENEFICIARIOS

Los beneficiarios directos del programa son: equipos de estudiantes del nivel de investigación básica, investigación - acción práctica formativa e investigación epidemiológica e intervención en titulación, que se organizan para capacitarse por afinidad y se transforman en líderes multiplicadores comunitarias.

Beneficiaros indirectos: La participación de líderes no académicos como son los funcionarios públicos y líderes de las organizaciones comunitarias y miembros de clubes de niños (as), jóvenes, mujeres, hombres, adultos mayores, grupos especiales y de extrema pobreza.

FACULTAD DE ENFERMERÍA

PROGRAMA DE RESPONSABILIDAD SOCIAL EN LA PRÁCTICA DE INVESTIGACIÓN Y VINCULACIÓN CON ORGANIZACIONES COMUNITARIAS DE LOS CENTROS DE SALUD DE LOS CANTONES DE MANTA, MONTECRISTI Y JARAMIJÓ (2014-2016)

Investigación sabática: Responsabilidad Social de los/las estudiantes de Enfermería en la práctica integrada de investigación-vinculación con organizaciones de salud comunitaria 2014.

A. NIVEL DE FORMACIÓN BÁSICA (FASE I: PREVENTIVA)	B. FASE II: EJECUCIÓN Y VIGILANCIA DE ACCIONES PRIMARIAS Y SECUNDARIAS
RESPONSABILIDAD SOCIAL EN PROYECTOS DE INVESTIGACIÓN E INTERVENCIÓN MULTIDISCIPLINARIA PREVENTIVA PRIMARIA	
Investigación del adulto, adulto mayor, preescolar, escolar, adolescente y su entorno	**Proyectos de vinculación**
1 Caracterización bio psico-social en enfermedades crónicas no transmisibles (2012-2013).	Fomento del Autocuidado para la prevención de enfermedades crónicas no transmisibles en club de adultos mayores de los cantones de Jaramijó y Montecristi (2012-2014). (Proyecto de tercer y cuarto semestre).
2 Diagnóstico de necesidades psicoafectivas y espirituales en adultos mayores institucionalizados y en clubes organizados en centros de salud en grupos y zonas prioritarias.	Animación y recreación en el adulto mayor de Funteman y clubes de los Centros de salud de los cantones de Manta, Montecristi y Jaramijó (2013- 2015). (Proyecto de cuarto semestre con intervención de trabajo social, parvularios, terapia física y ocupacional).
3 Diagnóstico de enfermedades tropicales en el Cantón Manta y Jaramijó.	Fomento de participación ciudadana para la prevención del dengue en el cantón Montecristi (2012-2014). (Proyecto de tercer y cuarto semestre).
4 Identificación de riesgos biológicos, socioeconómicos, interculturales e higiénicos sanitarios en Urbirrios.	Promoción de salud y nutrición pre escolar, escolar en el hogar y establecimientos educativos, guarderías de zonas de influencia de centros de salud de San José, Urbirrios (2013-2016)
5 Diagnóstico y prevención de embarazo precoz en centros de salud de Manta: Cuba Libre, San José, Jaramijó (2012-2014).	Fomento del autocuidado y prevención primaria del embarazo precoz en los cantones de Manta, Montecristi y Jaramijó.
C. CLARIFICACIÓN DE LA RESPONSABILIDAD SOCIAL EN PROGRAMAS Y PROYECTOS DE INVESTIGACIÓN O VINCULACIÓN EN APS-R	
1 Vigilancia y control de enfermedades crónicas no transmisibles.	Atención Integral del Adulto y Adulto Mayor institucionalizado y en organizaciones de centros de atención primaria de salud.
2 Investigación Clínico y Epidemiológico en adolescentes, familias y entorno ecológico.	Intervención intra y extramural en programas de salud sexual y reproductiva en las familias, albergues y entorno ecológico.
3 Investigación de riesgos higiénicos sanitarios en bares escolares con centros de salud de los cantones de Manta, Jaramijó, y Montecristi (2013-2014).	Promoción y vigilancia de los alimentos que ofertan los bares escolares en las unidades educativas del cantón Montecristi (2013-2016).
4 Investigación y vigilancia para prevención de embarazo precoz relacionados con estilos de vida saludables en los centros de salud y organizaciones comunitarias.	Estrategias de promoción de salud mental positiva en programas de atención de salud sexual reproductiva: prevención de embarazo precoz, infecciones de transmisión sexual, (ITS/ VIH/Sida,) violencia y drogas en las personas, familias y entorno.

Elaborado por: Los autores.

BENEFICIOS QUE GENERA EL PROGRAMA

Este programa favorece la integración del currículo de formación con el sector productivo, laboral y social, a más de beneficiar a los docentes a cumplir sus logros y objetivos de enseñanza-aprendizaje de los sílabos y prácticas integradas con sus estudiantes; ellos son entes participativos, se vuelven dinámicos, clarifican su desarrollo humanístico y fomentan la cultura investigativa en toda su etapa formativa con los involucrados en el proceso de transformación social, frente a la realidad socio-demográfica y epidemiológica de salud del centro o esfera de actuación seleccionada por los propios estudiantes en base a sus deseos, logran aprendizajes significativos intra-aula y en los servicio o esferas donde se ubican por residencia, afinidad, o especialidad, lo que les potencializa y fortalece sus actuaciones con sinergia, cohesión de trabajo con equipos de estudiantes de niveles de vinculación superior multidisciplinarios con el sector productivo, laboral y social. En cada proyecto se evalúan los elementos de las competencias del saber-saber, el saber-hacer, el saber-ser y convivir en colaboración con los miembros líderes del equipo de salud y los beneficiarios: adultos mayores, jóvenes y adolescentes mayores y menores, y escolares de los lugares seleccionas de acuerdo a la afinidad y/o residencia de los estudiantes.

COMPETENCIA INSTITUCIONAL

Con el trabajo conjunto se logrará diseñar, ejecutar y evaluar el desempeño de los estudiantes, y se fortalecerá una práctica favorable a la participación y fomento del auto cuidado de su salud y nutrición con estilos saludables por amor a su ciudad. Con participación social se logra el involucramiento, integración y toma de decisiones consensuadas para contribuir con veracidad, equidad y justicia, con amor a la responsabilidad para la verdadera transformación social en base a las demandas de las comunidades más vulnerables a derechos humanos.

SEGUIMIENTO Y EVALUACIÓN DEL PROGRAMA

Este programa contribuye a la optimización de los recursos de docentes, materiales y equipos, porque a través de los convenios y alianzas con instituciones de salud, y otros organismos gubernamentales y no gubernamentales y de asignaturas de las unidades académicas, líderes de servicios y estudiantes de niveles superiores, aprenden a convivir, a aceptar sus debilidades y apoyarse mutuamente con los estudiantes de otras disciplinas (Medicina, Psicología, Nutrición, Trabajo Social) para formar parte de los equipos de seguimiento, vigilancia y monitoreo de los componentes y actividades del proyecto o programa de salud pública.

Sería interesante que existiera voluntad política de los mandos medios o decanatos y miembros coordinadores académicos, investigativos y de vinculación, para dejar de trabajar aisladamente y fomentar el cumplimiento de estrategias educativas y metodológicas para apoyar este tipo de programas y proyectos que vinculen a las instituciones prestadoras de servicios de salud y gobierno municipal.

DISCUSIÓN

Ante un escenario de grandes retos para el cambio, docentes y estudiantes se esfuerzan por brindar servicios con calidad y calidez en sus intervenciones de atención bajo el marco del convenio de la Dirección Distrital del área de salud No. 2 del Ministerio de Salud Pública, con asociación de facultades de trabajo social, cultura física, comunicación y áreas de la salud a través del Departamento de Vinculación con la Colectividad de la Uleam, enfrentando continuas debilidades por la falta de gestión de recursos financieros para transporte y apoyo con recursos materiales y equipos tecnológicos, sumando tiempos cortos destinados para prácticas de atención primaria y déficit en el acompañamiento de tutorías investigativas y de vinculación. De esta forma, la responsabilidad social no es satisfactoria ni pertinente tanto en las prácticas investigativas como de vinculación.

Es, por tanto, necesario el establecimiento de un Código Deontológico o de Ética integrado a la práctica investigativa y de vinculación de los programas formativos y proyectos integradores de saberes y aprenderes que sirva de marco para la práctica académica, vinculación e investigación desde los niveles de formación básica y para el ejercicio profesional, que ha de partir, necesariamente, de un marco conceptual que unifique y delimite los conceptos que, sobre el hombre, la sociedad, la salud y propia de la atención de salud en el campo de la Enfermería con el trabajo inter-multi y transdisciplinaria, clarifiquen los principios y valores que la institución considera en todos los ámbitos en que se desarrollen los profesionales que la ejerzan.

Desde este preámbulo, la facultad de enfermería, que centra su atención en el estudiante como persona y unidad indisoluble compuesto de cuerpo, mente y espíritu, sujeto a los diferentes efectos que estos elementos producen sobre él, es, a su vez, igual que sus semejantes un ser eminentemente social, inmerso en un entorno con influencias positivas o negativas por múltiples factores, políticos, económicos, geográficos, culturales, entre otros., y estableciéndose una relación entre él y su entorno que determinará su grado de bienestar; de ahí que resulte fundamental contemplarlo desde un punto de vista holístico e integral.

Por ello, entendemos que la formación en la educación superior debe acrecentar y acentuar los principios bioéticos y de responsabilidad social para una atención de excelencia humanizada y científica acorde a las demandas de seres bio-psico-social y dinámicos, que interactúen dentro del contexto total de su ambiente, en forma democrática y participativa en los programas locales, nacionales e internacionales como miembro de una comunidad.

La salud se concibe como un proceso de crecimiento y desarrollo humano, que no siempre se sucede sin dificultad y que incluye la totalidad del ser humano. Dicha salud se relaciona con el estilo de vida de cada persona, autocuidado y su forma de afrontar ese proceso en el seno de los patrones culturales en los que vive. Para lo cual, se debe enfatizar en una excelente formación educativa donde se garantice el cumplimiento del artículo 3 en su numeral 4 de la Constitución de la República del Ecuador, que es deber del estado garantizar la ética laica como sustento del quehacer público y el ordenamiento jurídico; como también el numeral 8 del mismo artículo que debe garantizar a sus habitantes el derecho a una cultura de paz, seguridad integral y a vivir en una sociedad democrática y libre de corrupción; así como también, los numerales 7, 8, y 11 y 12 del artículo 83 que establecen que son deberes de las ecuatorianas y ecuatorianos promover el bien común y anteponer el interés general al interés particular conforme al buen vivir: administrar el patrimonio público honradamente y con apego irrestricto a la ley y denunciar y combatir los actos de corrupción: asumir las funciones públicas como un servicio a la colectividad y rendir cuentas a la sociedad y a la autoridad de acuerdo con la ley y ejercer la profesión u oficio con sujeción a la ética.

El artículo 3 de la Ley Orgánica de Educación Superior, expedida el 12 de octubre del 2010 y publicada en el Registro Oficial suplemento número 298, establece que la Educación Superior de carácter humanista, cultural, y científica constituye un derecho de las personas y un bien público social que, de conformidad con la constitución de la república, responderá al interés público y no estará al servicio de intereses individuales y corporativos. El artículo 1 de la Ley Orgánica del Servicio Público, expedida el 6 de octubre del 2010 y publicado en el Registro Oficial segundo 294, establece que la presente Ley se sustenta en los principios de calidad, calidez, competitividad, responsabilidad, continuidad, descentralización, eficacia, eficiencia, equidad, igualdad, jerarquía, lealtad, oportunidad, participación, racionalidad, solidaridad, transparencia, unicidad y universalidad que promueva la interculturalidad, igualdad y la no discriminación. También el numeral 12 del artículo 83 de la Constitución de la República del Ecuador establece que es responsabilidad de los ecuatorianos y ecuatorianas el ejercer la profesión u oficio con sujeción a la ética.

En ejercicios de sus atribuciones, la Facultad de Enfermería se fundamenta en el Código de Ética de la Universidad Laica Eloy Alfaro de Manabí y la Federación de Enfermeras del Ecuador, cuyo Código tiene por objeto normar conductas de las autoridades, las y los docentes, las y los estudiantes, las servidoras y servidores públicos y trabajadoras y trabajadores de la Uleam respecto a los principios éticos que han de regir con responsabilidad social en el ejercicio de sus funciones que desempeñan en las diferentes áreas de la institución.

La responsabilidad social en la práctica pre profesional y de vinculación se debe enfocar en brindar atención de excelencia a las personas. El compromiso bioético resulta fundamental, como una forma de orientar la práctica de las/los estudiantes en base a las demandas sociales y debe ser entregado como herramienta desde los primeros años durante toda la etapa de formación investigativa haciendo énfasis en los niveles de formación básica y profesional de pregrado.

Así, puede escapar del peligro de volverse una institución mercantil de capacitación profesional, reencontrarse con el interés estudiantil mediante nuevos enfoques y métodos de enseñanza. La Responsabilidad Social Universitaria en nuestra sociedad debe garantizar autonomía y recursos con mayores niveles de participación y democracia a través de la formación de estudiantes y ciudadanos responsables, más ciencia responsable y abierta a la solución de los problemas sociales de la humanidad; también mejor desarrollo equitativo, innovador y sostenible, con profesionales competentes y comprometidos.

Para las enfermeras los códigos de bioética ponen de manifiesto los principios que les rigen, sin embargo, en el ejercicio de la práctica va más allá del cumplimiento de tareas científicas, que requieren de recursos intelectuales y de intuición para tomar decisiones y realizar acciones pensadas, reflexionadas y consensuadas que respondan a las necesidades particulares de la persona, expresándose en su intervención, la integración de competencias genéricas (primer nivel de vinculación) y competencias específicas en los últimos años con proyectos de vigilancia e investigaciones epidemiológicas, de emprendimiento y transformación social.

Un aspecto crítico son las obligaciones y deberes del rol profesional. Milos, define al rol en la gestión del cuidado, como una función inherente de las enfermeras, de alto contenido de virtudes y valórico, que tiene relación con la vida, la integridad psicofísica, la salud e intimidad, planteando que la responsabilidad en la práctica pre-profesional y de vinculación es intransferible, que requiere de criterio ético y profesional desde su planificación hasta su ejecución, evaluación que responde a estándares éticos, científico-técnicos y jurídicos, y que solo se alcanza con una formación de valores clarificados en el nivel superior impregnada de la tradición y evolución histórica de la enfermería.

Así, el criterio de pertinencia dentro de la práctica de vinculación es concebido como una competencia que permite apreciar una situación o problema, ubicarla dentro de la disciplina para encontrar su solución conforme a los principios éticos, normas jurídicas, conocimientos científicos-humanistas, y de los recursos que dispone de acuerdo a las necesidades concretas de los estudiantes, docentes y los grupos vulnerables que demandan una atención ambulatoria u hospitalaria de excelencia.

Por otra parte, al encomendar a las enfermeras docentes el deber de velar por una óptima administración de los servicios y formación de los recursos, siendo designados como garantes y agentes éticos de los derechos e intereses de los usuarios, deberán actuar dando un servicio en beneficio de otro con un sentido humanitario, considerando a la persona como un ser único e integral. Por tanto, tienen la responsabilidad de realizar eficientemente la asignación de los recursos, contención de costos, cuantificación de los beneficios económicos y sociales, relación costo-efectividad y distribución de los servicios ambulatorios y hospitalarios, a nivel del usuario y a nivel social, aplicando un criterio valórico-profesional. La posición de garante, desde el punto de vista jurídico, es una obligación, su incumplimiento podría ser sancionado por acción u omisión; en cumplimiento de esta función, a la enfermera cabe la responsabilidad de distribuir el trabajo (delegación/encargo), establecer criterios de asignación y límites de los servicios de estudiantes pasantes y extensionistas enfermeros y educar en el uso racional de los recursos, incrementar su eficacia y efectividad. De igual manera, es responsable de asesorar el diseño y ejecución de los procesos de reclutamiento, selección, orientación, supervisión, evaluación, asignación. Así mismo, a fin de garantizar la calidad, continuidad y oportunidad en la atención de enfermería le corresponderá participar en los procesos de adquisición y suministro de equipos e insumos.

Brindar atención integral segura responde a un modo de actuación profesional, como elemento esencial con una cultura investigativa de calidad que se graba en la prestación de los servicios de salud. La seguridad de las personas implica responsabilidad social, legal y moral en el ejercicio, práctica pre profesional o profesional competente y segura (sin negligencia y mala praxis), así como la autodeterminación y autorregulación.

En lo penal, para que exista responsabilidad, es necesario en todos los casos probar que hubo culpabilidad, existiendo dos formas de culpabilidad: el dolo y la imprudencia. Se refiere a imprudencia, ineptitud o ignorancia de las reglas de la profesión, por no poseer los conocimientos o porque se poseen, pero no se actualizan o no se ejecutan. Agravantes de la responsabilidad: alevosía, precio, recompensa o promesa, publicidad, disfraz, abuso de autoridad, aprovechamiento de circunstancias, motivos racistas ideológicos, ensañamiento, abuso de confianza, reincidencia, prevalencia de carácter público.

Finalmente, se puede añadir que los servicios pre profesionales de la enfermera comprenden la "gestión del cuidado" con un amplio espectro de responsabilidades de gestión administrativas, investigativas y de vinculación con los sectores y grupos de riesgo, que frente al nuevo siglo traerá consigo desafíos inimaginables, en el cual la responsabilidad y la autonomía cobran un papel fundamental. Proceder con cautela y en concordancia con los principios éticos que rigen la profesión es de vital importancia para ejercer la enfermería de los nuevos tiempos.

CONCLUSIONES

Los resultados del pre test jerarquizaron a los principios de responsabilidad social con sentido de pertinencia como el valor prioritario siguiendo en su orden el amor y felicidad, el respeto a la dignidad de la persona, solidaridad, equidad, honestidad, religiosidad y espiritualidad en tercer lugar. En cuarto lugar, el diálogo, la comunicación abierta y horizontal. En quinto lugar, la libertad, sencillez, orden, puntualidad y organización para el cumplimiento de normas políticas, leyes, reglamentos y aplicación de código de ética de la enfermera/o. En sexto lugar, la sabiduría, inteligencia y creatividad que está dada por el arte de convivir plenamente con calidad y calidez. En séptimo lugar, ubican la cultura de paz, la armonía, amistad alianzas. En octavo lugar, el emprendimiento, la empatía y la perseverancia.

La valoración de la responsabilidad social mostró diversidad de opiniones en relación con su definición e importancia y la forma con que los estudiantes se enfrentan a diferentes comportamientos en la autovaloración y autodiagnóstico de los estudiantes indicaron un nivel satisfactorio de autocrítica a través del juicio expresado por ellos ante situaciones de conductas relacionadas con la responsabilidad social.

El grado de conocimiento sobre la definición e importancia que se le dió a la práctica de vinculación en la atención de la salud pública o comunitaria es mayor en los estudiantes con un 60 % en comparación con los docentes que es de 33 % en el 2012. A diferencia del post test en el 2014, después de la integración de conocimientos y capacitación multiplicadora del Departamento, integración de pasantes o internos de enfermería quienes intervinieron con talleres de educación continua, hubo un incremento del 45 % en los docentes y un 71 % en los estudiantes del segundo nivel de vinculación.

Se desconocen los conceptos de responsabilidad social universitaria en un 60 % en los estudiantes y 58 % en docentes en el 2012; diferenciándose en el 2014, que aumenta el grado de conocimiento en los docentes a un 70 % y en estudiantes 91 ,% lo cual se incrementa por la intervención en los cursos de educación continua sobre fortalecimiento del valor de la Responsabilidad Social y capacitación sobre lineas y reglamentos de la LOES, planes y programas según normas de Semplades y reglamentación de los proyectos integradores de investigación y vinculación en los centros de atención ambulatorios que nacen desde el primer año con la materia de Investigación y continúan con Nutrición y Salud Pública hasta el noveno semestre con cursos de educación continua y seminarios de consolidación de conocimientos de Salud Pública, Administración, Pedagogía y Didáctica.

Los involucrados en el proceso formativo de los estudiantes no cuentan con conocimientos bioéticos adecuados ni concepciones definidas de los principios y normas de buenas prácticas de responsabilidad social y universitaria, lo que repercute en los niveles de satisfacción de estudiantes, docentes y sociedad demandante de servicios de atención en la salud de la población. Por otra parte, es conveniente reflexionar acerca de que en nuestro medio no existe una verdadera cultura de investigación diagnóstica con intervenciones de equipos inter-multi y transdisciplinaria que inspiren y clarifiquen valores, circunstancia que limitan grandemente la eficiencia y eficacia de las acciones emprendidas para abatir la compleja problemática de formación educativa que vivimos.

La colaboración del personal en los proyectos socioeducativos, según refieren los estudiantes, es poco colaborativa para cumplir las tareas de vinculación por el déficit de recursos humanos en los centros, lo que dificulta las acciones de visitas de promoción y seguimiento en los programas de salud preventiva en escuelas, colegios, clubes de adultos mayores, madres, mujeres, niños y adolescentes.

Si las universidades no cumplen con la Responsabilidad Social Universitaria y cambian la dirección se podrían generar situaciones de crisis violentas que fácilmente derrumban a la democracia siempre frágil.

RECOMENDACIONES

Continuar con la aplicación de la estrategia educativa como respuesta a la necesidad del fortalecimiento del valor responsabilidad social en la práctica investigativa integrada a la intervención de Enfermería en la salud comunitaria como eje transversal en las funciones académicas, investigativas y de extensión universitaria.

Debe existir mayor carga horaria para la práctica de acompañamiento con tutores académicos y organización de horarios de práctica investigativa para continuar con los mismos proyectos en el nivel de formación profesional considerando la práctica de vinculación en enfermería comunitaria con responsabilidad social como eje transversal del curriculum.

Por el interés y la necesidad de logros de aprendizajes no se evidencia transformación en la práctica de responsabilidad social en intervenciones de atención en salud multidisciplinarias e intersectoriales por débil vinculación a través de la investigación-acción participativa. Se justifica un programa de prácticas integradas de salud pública con el uso de herramientas y de proyectos socioeducativos integradores de saberes y aprenderes con clarificación de la responsabilidad social en sus actuaciones académicas, investigativas y de vinculación de las autoridades de la Uleam con el sector público y privado a fin de fortalecer los programas del MSP, MBS de acuerdo a lineamientos del Plan del Buen Vivir, protocolos ya existentes en el estado ecuatoriano. Se requiriere el apoyo y voluntad política de directivos y equipos docentes para fortalecer la vinculación a través del fomento de cultura investigativa con énfasis en acciones de atención primaria a través de la investigación-acción y cursos de educación continua y sistemática para la prevención de enfermedades prevalentes en grupos humanos mas necesitados y vulnerables. Para el estudio es poco satisfactoria la responsabilidad social en los involucrados por falta de presupuesto, continuidad y sostenibilidad de los proyectos a través de un sistema de registros de información en red automatizados con los servicios de salud, por parroquias y de acuerdo a requerimientos de indicadores solicitados por SNIESE.

Debe de existir centros de investigación y vinculación totalmente adecuados para el logro de saberes y aprenderes, un lugar de formación ejemplarizada para el autoaprendizaje al debate público y la expresión, pacífica pero eficaz, de los problemas sociales y políticos, un espacio de formulación de plan de mejoras interinstitucionales de progreso social consensual, que pueda jugar un papel fundamental de regulador de las tensiones sociales mediante el razonamiento, la argumentación y la intervención con soluciones adecuadas para el desarrollo equitativo y sostenible.

Se debe enfocar en brindar atención de salud integral con calidad y calidez como un acto de entrega consciente, donde resulte fundamental un programa de clarificación y de compromiso bioético para la orientación y capacitación sistemática y continua de todos los involucrados en los procesos, entregando herramienta de información oportuna y veraz desde el primer nivel de investigación básica (línea de base) y que continúe retroalimentando los proyectos en los niveles intermedios y superiores, considerando la Investigación, Salud Pública, Administración, Enseñanza en enfermería comunitaria, y asociación de otros programas de desarrollo humanísticos como la Bioética, desde los niveles básicos con seguimiento transversal de prácticas integradas en servicios ambulatorios y hospitalarios.

Integrar las asignaturas profesionales para la acreditación de la práctica con los proyectos integradores de niveles de atención primaria y hospitalaria tanto de Enfermería Básica, Clínica, Salud Sexual, Reproductiva, y Quirúrgica asociadas y vinculadas bajo un comité de investigación y bioética que aplique los principios éticos de respeto a la dignidad de las personas, semejantes y su entorno.

Que la materia de Bioética, Investigación y Administración se impartan desde los primeros años y se integren para fomentar y clarificar en prácticas integradas de seguimiento de enfermería con la responsabilidad social, la investigación como ejes transversales y con su comité de Bioética se encargue de elaborar un manual de responsabilidad y etiqueta para intervenir en investigaciones para el mejoramiento de la formación de los pasantes, egresados y la calidad de los servicios de salud ambulatorios y hospitalarios.

BIBLIOGRAFÍA

- ACIAGO, R. (2003). Evaluación de la mejora en valores de realización personal y social en adolescentes que han participado en un programa de intervención. Psicothema, 15 (4), 589-594. Actas del Seminario Comisión Española de la UNESCO (1992). Educación y valores en España. Madrid: CIDE. Álvarez, J. (2005).

- ALBORNOZ, J. (1998): Nociones Elementales de Filosofía. México: Vadell Hermanos.

- APOSTEL, L. y Van der Veken, J., Wereldbeelden. (1991): Van fragmentering naar integratie, Kapellen, Pelckmans.

- A., ASENSIO, I. (1999): Resolución de problemas de estadística aplicada a las Ciencias Sociales, Madrid, Editorial Síntesis.

- ARANGUREN, J. (1995): Ética. Barcelona: Alianza.

- Análisis de los valores en los futuros profesores de la Escuela de Formación del Profesorado de la Universidad de Granada. Revista de Estudios y Experiencias en Educación, 4 (7), 93-110. Blanco, A.I.

(2001). Los valores de los españoles desde la perspectiva sociológica. En M.I.

- AECA, (2003): "Marco conceptual de la Responsabilidad Social Corporativa". Revista AECA Nº 68.

- ÁLVAREZ, J.J. (2006): Apuntes para la asignatura de Responsabilidad Social.

- ARIAS CAREAGA, S. y SIMÓN RUIZ, A. (2004). Las estructuras solidarias de las universidades españolas: organización y funcionamiento. Madrid, UAM.

- BABBIE, E. (2000): Fundamentos de la investigación social. España: Thomson S.A.

- BACON, F. (1991): Novum Organum. Buenos Aires: Losada.

- BASAGOITI R., Manuel, Bru M., Paloma y Lorenzana, Concha. "La IAP de bolsillo". Edita ACSUR Las Segovia. Madrid, 2001.

- CAMPBELL, D. y STANLEY, J. (2001): Diseños experimentales y cuasi experimentales en la investigación social, Buenos Aires, Amorrortu /editores.

- CANTERAS, A. (2003). Sentido, valores y creencias de los jóvenes. Madrid: Instituto de la Juventud., Carreras, Ll.; Eijo, P.; Estany, A.; Guich, R.; Mír, V.; Ojeda, F. y Serrats, M. G. (2002). Cómo educar en valores. Materiales, textos, recursos, técnicas. Madrid:
- CARNEIRO, M. (2004): La responsabilidad social corporativa interna: la nueva frontera de los recursos humanos, Madrid, ESIC Editorial.
- CARPEÑO RUIZ, ANTONIO (2008): "Factores de calidad docente en entornos virtuales de aprendizaje". Tesis Doctoral. Facultad de Educación de la Universidad Complutense de Madrid.
- COMISIÓN EUROPEA (2001): Libro Verde para Fomentar un Marco Europeo para la Responsabilidad Social de las Empresas, Bruselas, citado en ENCABO, A. (2005): LA RSE y las políticas públicas, Valencia.
- CORTINA, A. (2004): Ética. Madrid: Akal. (1996): El quehacer ético. Madrid: Santillana.
- Cómo enseñar Ética Capital Social y Desarrollo en la Universidad? (2007). Estrategias de RSU Módulo 3: Estrategias Pedagógicas: Ética Desde el Aula Derechos Reservados OEA-BID 2007.

- DOMÍNGUEZ J Chinbote: Desarrollo del valor responsabilidad hacia la actividad de estudio a través de una pedagogía centrada en el estudiante. Tesis de Maestría en Ciencias de la Educación Superior, ULADECH 2012.

- EQUIPO COORDINADOR UCP (2006): Responsabilidad Social Universitaria, una manera de ser Universidad. Teoría y práctica en la experiencia chilena, Santiago de Chile, Editorial Construye País.

- FERNÁNDEZ DÍAZ, M.J., GARCÍA RAMOS, J.M., FUENTES VICENTE,

- FUNDACIÓN TOMILLO y MTAS (2000): Empleo y Trabajo voluntario en las ONG de acción social.

- FUNDACIÓN EMPRESA Y SOCIEDAD (2002-2004). La Acción Social de la Empresa en España, Informe Anual.

- FERRATER MORA. (2002): Diccionario de Filosofía. Madrid: Alianza GIVONE, SERGIO, Historia de la estética, Madrid, Tecno, 1988, trad. de Mar García Lozano.

- FABELO CORZO, JOSÉ RAMÓN, "Sobre la naturaleza de los valores humanos", "Poder y valores instituidos", Instituto de Filosofía de La Habana, Puebla, 2001, pp. 21-98, 151-176, 219-229)

- FABELO CORZO, JOSÉ RAMÓN, "Aproximación teórica a la especificidad de los valores estéticos Facultad de Filosofía y Letras de la BUAP, 2004, No. 4, pp. 17-25.
- FRANCES, P. (2004): Ética de los negocios. Innovación y responsabilidad. Madrid: Colección ética aplicada. Editorial Desclee de Brouwer, s.a.
- GONZÁLEZ Alfayete M. Hacia un sistema de valores básicos compartidos en el PEC. En Aula de Innovación Educativa, Año IV No. 38, mayo. España, Imprimeix SCCL, Barcelona.1995
- GARCÍA Y GARCÍA G. (1999): Filosofía. Ciencia e ideología. Cuba: Científico
- HORTAL, A. Ética I. (1999): Los autores y sus circunstancias. Madrid: Universidad de Comillas.
- JIMÉNEZ, Mónica. Experiencia de universidad construye país en responsabilidad social universitaria, chile www.guni-rmies.net/observatory.
- KLIKSBERG, B. (2005). La Responsabilidad Social Universitaria Programa PNUD, Buenos Aires.

- KUHN, T. (2005): La estructura de las revoluciones científicas. España: Fondo de Cultura Económica, y por nivel de calificación. Estudios de economía, ISSN 0304-2758, Vol. 32, Nº. 2.

- LAFUENTE (Coord.): Los valores en la ciencia y la cultura: Actas del Congreso "Los valores en la ciencia y la cultura" León: Universidad de León, 447-455.

- LÓPEZ DE CABALLOS, P. Un método de Investigación-Acción Participativa Ed. Popular Madrid, 1989.

- MARTÍNEZ, M. (1989): Comportamiento Humano. Nuevos métodos de investigación. México: Trillas.

- MENA Mujica R. El valor responsabilidad y el rendimiento docente en estudiantes del primer trimestre del Nuevo Programa de Formación de Médicos. Policlínico Facultad Miguel Sondarán Corzo. Polo Jagüey Grande. Trabajo para optar por el Título de Master en Educación Médica. 2007.

- MIEMBROS DE EQUIPO DE VINCULACIÓN. Archivos de Plan de Rediseño Curricular, Facultad de Enfermería de la Uleam. Abril, 2015.

- MIEMBROS DE EQUIPO DE AUTOEVALUACIÓN, ACADÉMICO Y VINCULACIÓN. Archivos de Plan Integrado de Vinculación con la Sociedad de la Uleam. 2013-2014.
- MORIN E. (2003) "Educando en la era planetaria" Editorial Gedisa.
- MONTES, J. (2000): Apuntes de campo para una ética de la investigación de humanidades. Internet.
- MOLINA A, Silva F, Cabezas C. Concepciones teóricas y metodológicas para la implementación de un modelo pedagógico para la formación de valores en estudiantes universitarios. Estud. Pedagógico., 2005, Vol. 31, No.1, P.79-95.
- MSP Manual del modelo de atención integral, (2012),
- NUÑEZ, H Y Villegas, H. (2005): Discriminación étnica en Bolivia: Examinando diferencias regionales.
- PIÑANGO, Juan (2007): "Los otros indígenas: presencia de los pueblos afro descendientes de la República Bolivariana de Venezuela". En: VII Foro Social Mundial, en Nairobi, Kenia.

- RODRÍGUEZ-VILLASANTE, T. Del Desarrollo Local a las Redes para Mejor Vivir Ed. Lumen. Buenos Aires, 1998.
- SÁNCHEZ, Ángel. (1995): Introducción a la Ética y a la Crítica de la Moral. Venezuela: Panapo.
- SÁNCHEZ Alonso, M. La participación, metodología y práctica. Ed. Popular. Madrid
- SHRADER, F. (2004): "Amenazas tecnológicas y soluciones democráticas Barcelona: Ciencia tecnología y sociedad.
- VV.AA.: El análisis de la realidad en la intervención social (métodos y técnicas de investigación). Ed. CCS. Madrid, 1997
- VV.AA.: La investigación social participativa. Ed. El Viejo Topo. Barcelona, 2000.
- VV.AA.: Prácticas locales de creatividad social Ed. Viejo Topo. Barcelona, 2001.
- VV.AA.: "La Investigación Acción Participativa". Documentación Social nº 69. Cáritas, 1996.
- VERNEAUX, Ro. (1989): Epistemología general o crítica del conocimiento. Barawelona: Herder, 8ª ed.

- VIDAL, Isabel (2002): Reflexiones sobre la Responsabilidad Social: instrumento de gestión para la empresa social. IMSERSO.
- WEBER, M. (2003): El político y el científico. Madrid: Editorial Alianza.

Indice

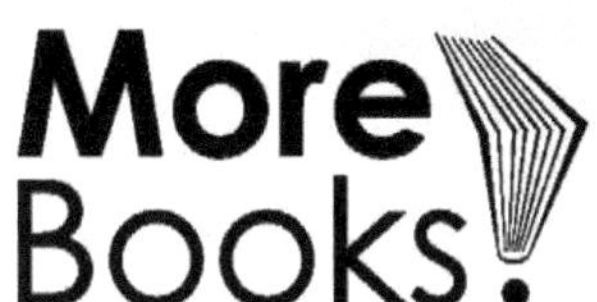

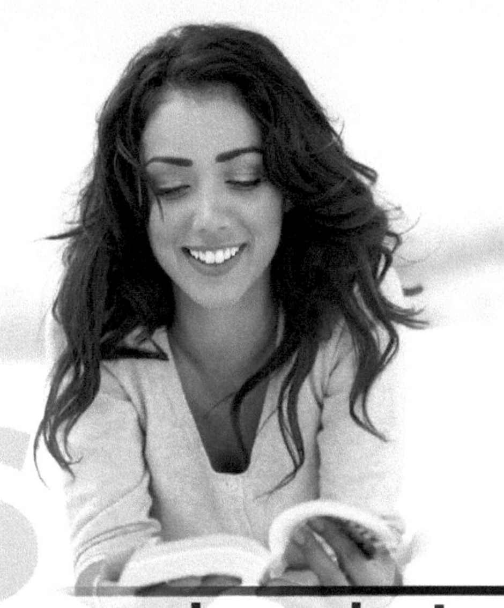

yes

I want morebooks!

Buy your books fast and straightforward online - at one of the world's fastest growing online book stores! Environmentally sound due to Print-on-Demand technologies.

Buy your books online at

www.get-morebooks.com

¡Compre sus libros rápido y directo en internet, en una de las librerías en línea con mayor crecimiento en el mundo! Producción que protege el medio ambiente a través de las tecnologías de impresión bajo demanda.

Compre sus libros online en

www.morebooks.es

SIA OmniScriptum Publishing
Brivibas gatve 1 97
LV-103 9 Riga, Latvia
Telefax: +371 68620455

info@omniscriptum.com
www.omniscriptum.com

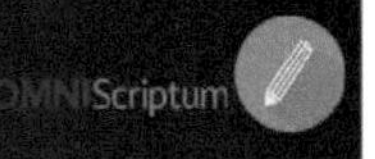

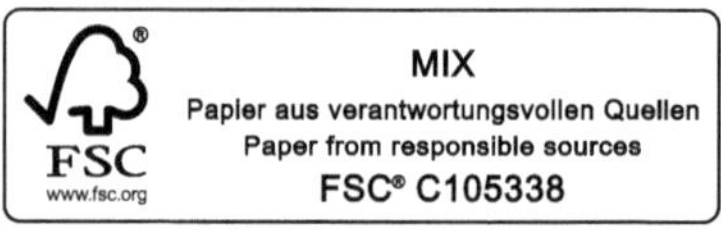

Printed by Books on Demand GmbH, Norderstedt / Germany